寿命の9割は「便」で決まる

中島 淳

SB新書
448

はじめに

●「便」で命を落としかねない！

何日かに一度しか便が出ない、思いきり力んでも出るのは少しだけ、毎日出るけどなぜか残便感がある、硬くて黒い便しか出ない……。

あなたも、密かに「便」で悩んではいませんか？

これらの症状、じつはすべて「便秘」です。日本には、このような症状で悩んでいる人が、１７００万人以上いると推測されています。じつに7人に1人以上の割合です。便秘はいまや「国民病」ともいえるのです。

便秘を「ただの糞詰《ふんづ》まり」、などと軽くみているとしたら、大きな間違いです。

トイレで強く力むことで、心臓発作や脳梗塞《のうこうそく》、くも膜下出血などを起こして、命を落とす方も少なくないのです。

便秘の人にとって**トイレは、棺桶《かんおけ》にいちばん近い場所**ともいえるでしょう。

「便秘」が人生を台なしにする!

便秘は若い女性のかかるもの、との一般的なイメージとは異なり、**もっとも多いのは70歳以上の高齢者**です。

便秘にかかり、下剤を飲むようになると、トイレの不安から、旅行はおろか外出もままならなくなって、引きこもりがちにもなるでしょう。すると、高齢者の場合はじきに筋力が衰えてきて、寝たきりになることも珍しくありません。**便秘は寝たきりの第一歩ともなりえる「病気」**なのです。

薬局で下剤を買って自己流の治療をしている方もいます。**間違った治療を続けているうちに、便秘は重症化していき、ついには大腸がほとんど動かなくなるケース**をさんざん診《み》てきました。いったん重症の便秘におちいれば、完治することはまずなく、残りの人生を、便秘を引きずって生きることにもなりかねません。

●研究を続けたら「便秘」の危険に気づいた！

いまでこそ「たかが便秘」と侮《あなど》るなかれ、と講演会などで話している私ですが、じつは、「便秘など病気ではない」と思っていました。便秘に対する認識が変わったきっかけは、2012年に厚生労働省の偽性腸閉塞《ぎせいちょうへいそく》という難治性便秘の研究会の班長を務めたことでした。

偽性腸閉塞では小腸がまったく動かなくなるため、ほとんど便を出すことができません。国内の患者数は1300人ほど。きわめて珍しい病気で、治療法はおろか、その原因も、診断方法もわからない難治性疾患です。

それでも研究を続けるうちに、どうにかこの病気の見立てができるようになり、十分とはいえないものの、治療もおこなえるようになってきました。

その過程で、自分が便秘についてまったく理解していないことに愕然《がくぜん》とさせられたのです。日本では大学の医学部でも、研修医になってからも、便秘について1時間たりとも教えられません。**日本の医療業界では明治時代からずっと「便秘は病気ではない」というのが共通認識だった**ためです。

偽性腸閉塞の研究以降、便秘についての勉強を一からやり直し、また、おおぜいの便秘の患者さんを診《み》るようにもなりました。そして、**便秘が生活の質を著しく低下させ、命を落とすリスクさえはらんでいる**ことを知ったのです。

●日本の便秘治療は遅れている?

日本は便秘治療においては「後進国」です。欧米諸国はもちろん、タイやマレーシアなどのアジアの国々からも大きく遅れをとっています。

たとえば、海外では、効果も安全性も科学的に証明されている、世界基準の便秘薬を患者さんに処方し、必要とあれば栄養指導や行動療法もおこないます。

ところが、**日本では、病院で処方する便秘薬といえば、シーボルトによって1823年に日本へもちこまれた酸化マグネシウムと、そして、センナ系の2種類だけ**です。

酸化マグネシウムには高マグネシウム血症の副作用がありますし、センナは習慣性・依存性・薬剤耐性がある点で、一種の麻薬といえ、海外では医者がデイリーユースのために処方することはありません。

「快便」のための新習慣と最先端の治療法を紹介

けれど、日本の便秘治療もここへきて、ようやく変わる兆しがみえてきました。**世界基準を満たした新薬が日本でも続々と登場**し、また、**漢方薬のよさも見直され**つつあります。薬以外にも便秘を改善し、解消するための新技術が開発されています。まだ間に合います。これらの薬や新技術を活用すれば、長年、悩まされてきた便秘を解消することはむずかしくはないのです。

本書では便秘とは何か、なぜ人は便秘になるのか、そして、どうすれば便秘を解消できるのかについて、新薬や漢方薬をはじめとした最新情報を紹介しつつ、できるだけわかりやすく解説しました。**30年間にわたり、便秘の患者さんを診てきて、そこから得た知識や経験、情報をたっぷり詰めこんだ**つもりです。

トイレに座ってものの1分もしないうちに、**便がするりとすべて出たあとは、えもいえぬ快感を覚えるもの**です。ひとりでも多くの方に、忘れていたこの快感をもう一度とりもどし、味わっていただければ、著者としてこれ以上の喜びはありません。

寿命の９割は
「便」で決まる

CONTENTS

はじめに

第1章 すべての元凶は「便」にあった！

便秘が寿命を縮める

便秘はQOLを著しく低下させる

第2章 「便秘治療」の後進国、日本

排便回数だけで判断する日本の医師たち

「生活の質」を軽んじてきた日本の医療

第3章 なぜ「便」が思うように出ないのか？

「腸内細菌」はいったい何をしているのか

なぜ便は出ないのか、出せないのか

便秘を引きおこす原因のほとんどが生活習慣にあった

便秘とトイレの関係を考える

便秘の原因が意外なところにある可能性も

第4章 日常生活ここを変えれば「快便」になる

第5章 「良い便」に導く「良い便秘薬」とは？

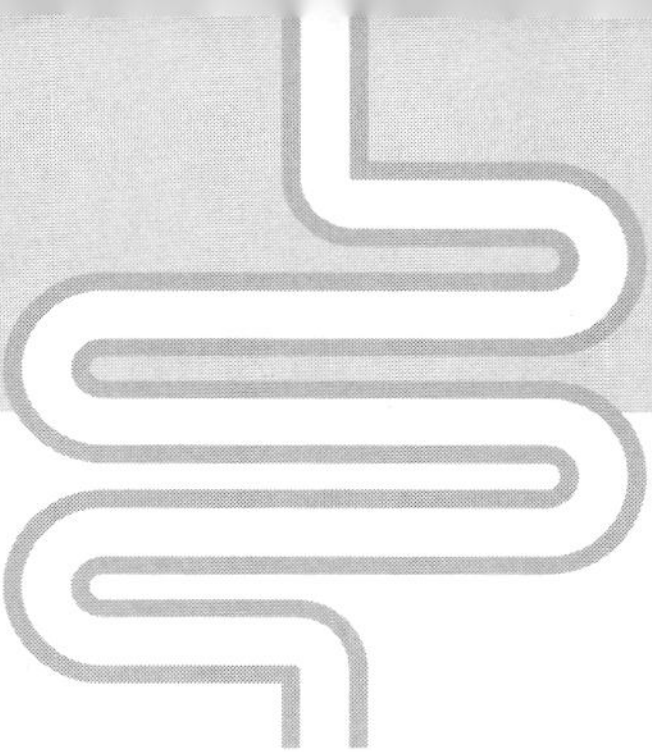

第1章 すべての元凶は「便」にあった！

便秘人口約1700万人。便秘は日本の「国民病」だ

便秘の最大のボリュームゾーンは高齢者

便秘は生活の質、QOL（Quality Of Life）を低下させ、ときに命までもうばいかねない、れっきとした「病気」です。たかが便秘、たかが糞詰まり、などとみくびると、手痛いしっぺ返しを受けることでしょう。

では、病気である便秘にどのくらいの日本人がかかっているのでしょうか。

それにかんしては、さまざまな報告がされていますが、2パーセントから27パーセントまでと、かなりの幅があります。それだけ便秘の実態はつかみにくい面があるのです。けれど、多くの専門家は、それらの平均値などから換算して、約14パーセントあたりが妥当な線ではないかと考えています。

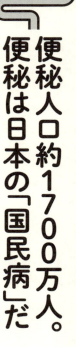

「自分は便秘だ」と自覚症状のある人の数（人口1000人に対する人数）

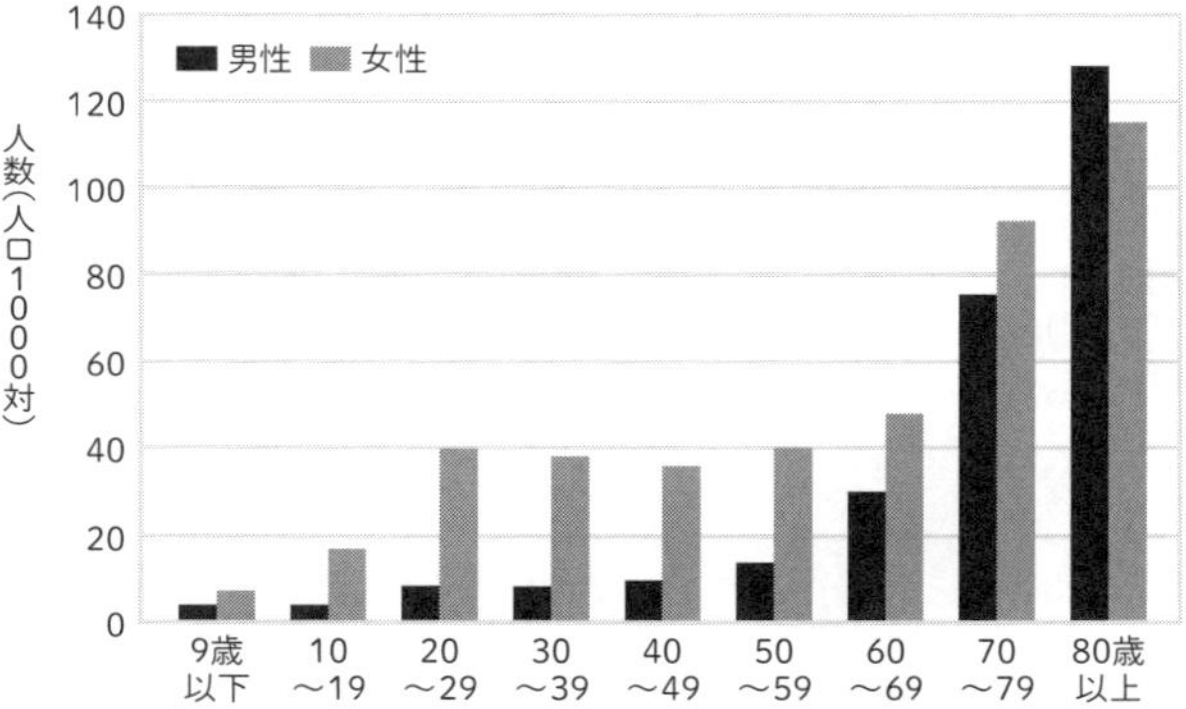

※厚生労働省 平成25年 国民生活基礎調査の概況より

アメリカ人の便秘有病率がおおよそ15パーセントと推計されていることからも、14パーセントという数字は、実態からさほど離れていないものと思われます。

14パーセントといえば、**約7人に1人が便秘**ということになります。2016年の日本の人口は約1億2700万人。その14パーセントなら、約1770万人もの日本人が便秘に悩まされていることになります。

便秘はいまや「国民病」なのです。

つぎに、上のグラフをみてください。

便秘がもっとも多い世代が、80歳以上、ついで70歳〜79歳の年代です。それも、この2つの年代の便秘の多さは、ほかの年齢層をはるかにしのいでいます。世間では「便秘は若い女性のもの」とのイメージがあるかもしれませんが、**便秘の最大のボリュームゾーンは男女とも70代、80代の高齢者**なのです。

便秘は男性よりも女性に多い。そう思っている方が大半でしょう。たしかに、50代までは女性のほうが圧倒的に多いけれど、60代以降、年齢が進むにつれて男性がぐんぐん増えてきて、男女差が縮んでいき、ついに**80歳以上では男女が逆転し、男性のほうが多くなる**のです。

便秘は秘めごと。人知れず悩んでいる方が多いはずです。そのためでしょう、世間では便秘のこのような実態についてはあまり知られていません。しかし、高齢化が進行中の日本で、便秘の人たちがますます増えているのです。

高齢者の場合、要介護となったとき、ただでさえ重い荷を背負っている介護者の肩

に、**便秘という負担がさらにのしかかる**ことになるのです。

便秘はこのように社会的にも、さまざまな問題をはらんでいます。その意味でも、決して軽視できるような病気ではないのです。

はじめて便秘になりショックを受ける男性たち

さきほどの21ページのグラフをもう一度みてください。**60代男性の便秘にかかる率は、50代の2倍以上**にはねあがっています。これは、大半の男性が60代で定年を迎えることと関係していると思われます。実際、定年をきっかけに、便秘になる男性は少なくありません。なぜでしょう。

定年後、多くの男性は家にいることも増え、活動量が以前にくらべてかなり減少します。そのため運動不足になり、すると、食事の量も減少するでしょう。生活面でのこの2つの変化は、便秘の大きな原因となります。

これに、加齢による大腸の機能低下など、肉体的な変化も加わるのです。**大腸の機能低下という生理的な変化は、便秘を引きおこす直接的な原因**となります。

こうして、それまでトイレに座ったら、20～30秒で簡単に出ていたのに、かなり力まなければならないし（便を出すために力むことを、「怒責《どせき》」といいます）、出すまでに数分かかるようになったりします。

そのとき、多くの男性は「便秘になったな」と感じ、ひどく戸惑います。

私たちは自分がその日、健康かどうかを無意識のうちにチェックしています。そのチェックのポイントには3つあって、快眠、快食、そして、快便です。

朝目覚めて「ああ、よく眠れた！」と感じられたら健康だとみなし、ごはんがおいしく食べられても健康だとみなし、そして、おなかの中の便を完全に出しきれても健康だとみなします。このような「評価」をほとんど無意識のうちに毎日くりかえしているのです。

私たちが快眠、快食、快便を達成するたびに、ごほうびとして脳内モルヒネが分泌され、私たちの心はそのとき幸福感で満たされて、深い満足感と喜びを得ることができます。

ところが、無意識のうちに毎日おこなってきた健康チェックの一角《いっかく》、幸福感と満足感の源泉のひとつ、快便がもろくもくずれさり、失われるのです。男性たちが強い衝撃を覚えるのも無理はないでしょう。

しかも、女性とは違って、多くの男性はそれまでの人生でほとんど便秘を経験してこなかったのです。それがある日、突然、便秘におちいってしまうわけです。ある高齢男性の方は「人生観が変わるほどショックだった」と話してくださいました。

人間は健康を失うまでは、そのありがたさがわからないものです。**便秘になってはじめてそれまでの快便のありがたさを知る**ことになります。そして、排便という簡単だったはずのことが、いまや自分の意のままにならないもどかしさ、排便すらコントロールできないことへの無力感に、強いショックを覚えるのでしょう。

そのうえ、男性の多くは便秘であることを恥じているようです。心のどこかで、便秘は女性がなるものという意識もあるのかもしれません。そのため、だれかに相談することもなければ、薬局で薬を探すこともしない、かなりひどくなっても、病院へいかないまま、症状を悪化させてしまうケースもあります。

便秘の高齢男子の方々も本書を読んで、便秘やその対処法について知っていただければ、**便秘になったからとむやみにショックを受けたり、妙に恥ずかしがったりする必要はない**ことに気づいていただけるでしょう。

便秘は日本人の国民病ともいえる病気です。あなたのまわりにも、黙っているだけで、実際は多くの方たちが便秘に悩んでいるはずなのです。

ただ便が出ればいいワケじゃない――便秘の定義とは？

これまで、便秘、便秘、とすでに数えきれないほど書いてきましたが、いったい何をもって便秘というのか。ここではっきりとさせておきましょう。

でも、その前に、本書でいう便秘とは旅行中に急になったり、体調をくずして一時的になったりという一過性のものではなく、**6ヵ月以上症状が続く慢性便秘**であることをお伝えしておきます。

では、便秘とは何か、に話を戻しましょう。『慢性便秘症 診療ガイドライン』によると、便秘とは「本来体外へ排出すべき糞便を十分量かつ快適に排出できない状態」。具体的には、まず**排便回数が週3回未満なら便秘**とみなされます。さらに、たとえ毎日おつうじがあっても、便が硬いために出にくかったり、ひどく力まなければならなかったり、残便感があったり、**残便感があるために1日に何回もトイレにいかなければならなかったりといった症状も、便秘**に入れられます。こういった症状は排便困難症とよばれます。

つまり、便秘は「排便回数の減少」と「排便困難症」の2つの症状を指すのです。もしあなたが、たとえ毎日おつうじがあっても、あるいは、たとえ1日10回あっても、便がカチカチで、過度に力まなければならなかったり、いつも完全に出しきれずに残便感に悩まされていたり、そのために何回もトイレへいったり……といった症状があれば、あなたは排便困難症という名の、立派な便秘なのです。

ところで、私自身は便秘を**「おつうじをとおして満足感が得られない状態」**と考えています。

ふつうの人では朝ごはんを食べたあと10分ほどで便意をもよおしてトイレへいき、1分以内にするりと、直腸の便がすべて完全に出ます。つまり、「迅速《じんそく》かつ完全なる排便」というわけです。この迅速かつ完全なる排便のあと、脳内モルヒネが分泌されて、「ああ、スッキリした」という深い満足感にひたることができます。

もし、排便時の深い満足感を長らく味わっていないというのなら、たとえおつうじが毎日あったとしても、あなたは間違いなく便秘です。

便秘を自己診断してみよう

ひと口に便秘といっても、程度はさまざま。あなたの便秘は軽症でしょうか、中程度でしょうか、それとも重症でしょうか。「便秘スコア」を使って調べてみましょう。

あなたの便秘はどの程度?「便秘スコア」

／30点

	0点	1点	2点	3点	4点	点数
排便回数はどのくらいか?	3回以上／週	2回／週	1回／週	1回未満／週	1回未満／月	点
便を出すのに苦痛を伴うか?(排便困難)	なし	まれに	ときどき	たいてい	いつも	点
残便感はあるか?	なし	まれに	ときどき	たいてい	いつも	点
腹痛はあるか?	なし	まれに	ときどき	たいてい	いつも	点
排便に要する時間はどのくらいか?	5分未満	5～10分	10～20分	20～30分	30分以上	点
排便に補助は必要か?	なし	下剤	摘便or浣腸	—	—	点
トイレにいっても便が出ない回数はどれくらいか?(24時間)	0回	1～3回	3～6回	6～9回	10回以上	点
排便障害はどのくらいの期間続いているか?(年)	0年	1～5年	5～10年	10～20年	20年以上	点
					合計	点

まれに:1ヵ月に1回未満
ときどき:1ヵ月に1回以上だが、1週間に1回未満
たいてい:1週間に1回以上だが、1日に1回未満
いつも:1日に1回以上

8つの各質問について、該当する答えの点数を右端に記入し、最後にすべての点数を合計しましょう。

【評価】
10点以下:軽症　11点～20点:中程度　21点～30点:重症

※「日本内科学会雑誌」(第102巻 第1号 2013年1月10日)をもとに作成

●じつは子どもの便秘も増えている

ここ20年ほどのあいだに、中国をはじめアジアの国々で子どもの便秘が爆発的に増えています。日本もその例外ではなく、**慢性便秘の小児《しょうに》は10人に1人とも、5人に1人とも**いわれていて、大人と同じ、あるいは、それ以上の割合の子どもたちが便秘で苦しんでいることになります。

私が小学生だった40年ほど前には、授業中におしっこを漏《も》らしてしまう子はときどきいましたが、うんちを漏らす子どもはみたことがありません。しかし、最近では、便を漏らす子どもが増えているといわれています。

便が出ないままだと、直腸に便がたまりつづけます。そして、それ以上ためられなくなったときに、子どもの場合は漏らしてしまうという悲惨なことになるのです。

みんなの前でおもらしをしてしまった経験は、子どもの心に大きな傷を残すことは想像にかたくありません。子どもの世界は残酷です。おもらしをした子どもは、あからさまないじめの標的にされることでしょう。

子どもの便秘はその子の人生に暗い影を落としかねない深刻な問題といえます。

では、なぜ子どもの便秘が増えているのでしょうか。

ひとつには、洋式トイレの存在です。のちほど洋式トイレの弱点についてお話ししますが、洋式トイレは和式トイレにくらべて、スムーズな排便には不向きなのです。最近の子どもたちの多くは、洋式トイレしか知らずに育ち、和式トイレを前にしても戸惑うばかり。

日本ばかりでなく、中国などでもとくに都会では洋式トイレが大変な勢いで増えているそうですし、ほかのアジアの国々でもトイレの欧米化は着々と進んでいると聞きます。

このようなトイレ事情が子どもの便秘を増やしている一因と思われます。

食物繊維をとる量が大幅に減り、かわりに消化のよいものや甘いものを多くとるようになったために、便の「材料」が不足していることもありますし、ゲームなどに時間をとられて運動不足におちいっていることも大きいでしょう。

さらに、現代の子ども社会には受験やいじめといったストレス要因が数多くあるうえに、過保護に育てられた、ストレス耐性の低い子どもが増えていることも、子どもの便秘が増加している一因かもしれません。

便秘症の人の中には、自分の子どもをトイレにいかせたがらないケースもみられます。便意をがまんするうちに、便意そのものが微弱になることが、便秘におちいる大きな原因です。親自身が便意をがまんしてきたのなら、自分の子どもにも、おつうじくらい簡単にがまんできるし、がまんするのが当たり前、などと思ってしまうのです。

朝、学校に遅刻しそうなのに、子どもがトイレへいこうとすると、「がまんしなさい！」と叱ったりする……そういうことが度重なるにつれて、子どもはトイレをがまんするようになり、またがまんできるようにもなって、便意を徐々に失っていき、こうして親と同じ便秘への道をたどることになります。

子どもの便秘の急増は、食生活をはじめとした生活習慣や、洋式トイレに代表される生活様式の欧米化によってもたらされているといえるでしょう。

便秘が寿命を縮める

心筋梗塞、くも膜下出血……本当は怖い便秘の真実

エルビス・プレスリーの死因は便秘だった。そんな衝撃的な記事がアメリカの『デイリーニューズ』に載ったことがあります。

キング・オブ・ロックンロールと称されたプレスリーは42歳の若さで、自宅トイレで心臓発作のために死亡したとされていますが、主治医が「彼は慢性便秘に長年苦しんでいて、便秘が心臓発作の引きがねになったのではないか」といった意味のことを述べています。

真偽のほどは定かではありませんが、便秘が血管性の病気を引きおこす、大きな要因であることはたしかなのです。

便秘患者はどれくらい病気にかかりやすいか？

疾病	慢性便秘患者 262人中(%)	便秘ではない人 262人中(%)
心筋梗塞	28人(11%)	22人(8%)
狭心症	81人(31%)	68人(26%)
虚血性心疾患	64人(24%)	59人(23%)
高血圧	150人(57%)	149人(57%)

※欧州消化器病学会 公式学会誌「UEG journal」(2016年4月号P142-151)より

日本人が7人に1人の割合で悩まされている国民病ともいえる便秘。これまでは患者さんも、医師さえもその多くが「便秘は放っておけばいい」くらいの意識しかもっていませんでした。

ところが、ここへきて、このような意識を変えなければならないという医学的なエビデンス（証拠）がつぎつぎと出てきたのです。

たとえば、2016年に発表された欧州消化器病学会の公式学会誌によると、**便秘患者の心筋梗塞《しんきんこうそく》にかかる率は非便秘の人たちよりも3パーセント、狭心症では5パーセント高く**なっています。

さらに、オランダでの調査では、**排便時の「いきみ／怒責《どせき》」がくも膜下出血のリスクを7・3倍にも**

くも膜下出血の誘因

リスク要因	発症リスク
コーヒー多飲	1.7倍
コーラ多飲	3.4倍
洟かみ	2.4倍
いきみ/怒責	7.3倍
驚愕	23.3倍
怒り	6.3倍
性交	11.2倍
運動	2.4倍

※Vlak MH, et al. Stroke. 2011; 42: 1878-82.(the Netherlands)より

高めることが判明しています。ちなみに、くも膜下出血を誘発するリスクのもっとも高いものが「驚愕《きょうがく》」の23・3倍、2番目が「性交」の11・2倍です(上の表)。

また、日本でも2016年に、便秘と循環器系疾患の死亡率との関係について大規模かつ厳密な調査がなされました。

対象者は宮城県大崎地域住民の4万5112名。13年間にわたり排便頻度と循環器系疾患死亡率との関連について追跡調査をおこなった結果、排便頻度が1日1回以上の人にくらべて、4日に1回以

下の人では、**脳血管疾患が1・9倍**にもなり、中でも**脳卒中《のうそっちゅう》では2・19倍**、脳梗塞のまえぶれとなる**一過性脳虚血発作《いっかせいのうきょけつほっさ》では2・31倍**にもはねあがっているのです。

以上の2つの研究結果は、便秘がこういった血管性の病気を引きおこす原因となることをはっきりと示しています。


ではなぜ、便秘があると、このような血管性の病気にかかりやすいのでしょう。便秘の方なら、その答えが想像つくかもしれません。

便秘で硬くなった便をお尻の穴から出すためには、強い腹圧を長い時間かけつづけなければなりません。顔を真っ赤にして「ウーン！　ウーン！」と、力いっぱい力むことになるのです。

この強く力むという行為が、血圧を上げます。実際、**排便中には血圧が上昇し、とくに力んだ瞬間には血圧が約30もはねあがることも**あります。若い人たちではふつう動脈硬化はみられなくて、血管はしなやかで弾力にも富んでいますので、多少、力んでも血圧はさほど上昇しませんが、問題は高齢者です。

年齢とともに動脈硬化が進むと血管はほそくなり、弾力も失われてもろくなっていきます。**トイレで何回も強く力めば、ほそくなっている血管にはより強い圧力がかかり、血圧は上昇**します。そこへもってきて、血管がもろくなっているのですから、血圧の上昇に耐えられずに、血管がプツンと切れてしまうわけです。

このことが心臓で起きれば心臓発作を、脳で起きれば、くも膜下出血などの脳出血の発作を起こすことになります。

トイレは棺桶にもっとも近い場所⁉

このように、便秘のせいで排便時に強く力まなければならず、そのことが血圧の上昇をもたらして、最悪の場合、死にいたるわけですが、このことは、救急車の出動実態からも推測できます。

たとえば、藤田保健衛生大学救急部の2006年から2009年の統計によると、ケガや事故をのぞき、**心停止で出動する救急車の件数の11パーセントはトイレで発症**しています。

所沢市のトイレで倒れて救急搬送された原因（74人）

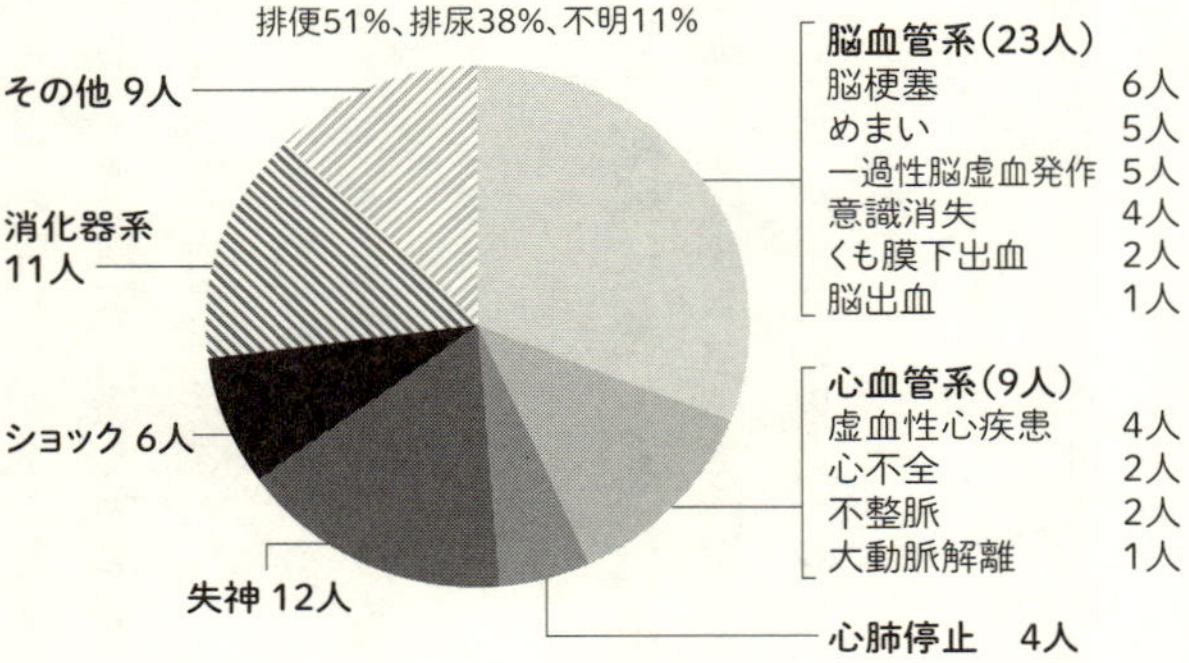

※柳川洋一ほか日救急医会誌 2004;15:587-92

また、所沢市のトイレで発症して救急搬送された74人のうち、脳梗塞やくも膜下出血などの脳血管系が約31パーセント、虚血性心疾患や心不全などの心血管系が約12パーセントで、**合計約43パーセントもの人たちが命に関わる循環器系の疾患を起こしていた**のです（上のグラフ）。

この統計では排便中だった人たちが全体の51パーセント、排尿中が38パーセント、残りの11パーセントは不明です。循環器系の疾患を起こした人たちの合計43パーセントのうち、排便中だった人がどの程度含まれているのかは定かではありません。

「51対38対11」で単純に比例計算すれば、排便中に循環器系の疾患を起こした人は、全体の約22パーセントとなります。けれど、排便中の怒責を考えると、排尿中よりも高い割合で起きているはずですので、22パーセントよりも高い数字と考えるのが自然でしょう。

こうしてみていくと、便秘の人にとって、**排便のためのトイレは棺桶《かんおけ》にもっとも近い場所**といえ、さらに、その**原因のかなりの部分が便秘による怒責**と推測したとしてもさほど間違ってはいないはずです。

戦後まもない時期には、たくさんの日本人が脳出血で亡くなったものです。最大の原因が高血圧でしたが、その後、すぐれた血圧降下剤ができたおかげで、血圧が高くて脳出血で死ぬ人の数は大幅に減りました。

いま現在も、血圧降下剤を毎日飲んでいる方も多いことでしょう。しかし、**薬で血圧を一所懸命下げても、便秘を放置していては、薬の効果は相殺《そうさい》**されかねません。

高齢になればなるほど、排便時の血圧が上がりやすくなり、くも膜下出血などの怖い病気にかかるリスクは高まります。寿命を縮めないためにも、降圧剤を飲むだけではなく、それと並行して便秘をコントロールすることが不可欠でしょう。

さらに、脳ドックなどで治療を受けている人はもちろん、小さな動脈瘤《どうみゃくりゅう》や血栓《けっせん》のある人も、脳出血のリスクが当然高いわけですから、やはり、便秘の改善や解消が重要になります。

●低酸素血症で命を落とすリスク

便秘のためにトイレで力むと、血圧が一気に上がり、心筋梗塞やくも膜下出血などを引きおこす危険性がありますが、それだけでなく、**COPDという肺の疾患がある人では、「低酸素血症」を起こして最悪の場合、死にいたることもある**のです。低酸素血症とは、動脈中の酸素量が減少する状態をいいます。

COPD（Chronic Obstructive Pulmonary Disease）とは、慢性閉塞《へいそく》性肺疾患のこと。かつて肺気腫や慢性気管支炎、気管支ぜんそくとよばれていた病気を総称して、いまはＣＯＰＤとよばれています。酸素タンクのバッグを引いて、口に酸素マスクをつけて歩いている方をみたことがあるでしょうか。あの方たちはＣＯＰＤです。

トイレで強く力むとき、人は息を止めます。ふつうならその程度で、低酸素血症になることはありません。ところが、ＣＯＰＤの人は肺の機能が低下しているため、**便秘で強く力んで呼吸が抑制されると、動脈中の酸素が急激に減少して、低酸素血症におちいることも**あるのです。

急性の低酸素血症では、息切れや不整脈、チアノーゼ（皮膚や粘膜が藍紫色《らんししょく》に変わる）、手足の冷えといった症状が現れ、さらに症状が進むと、昏睡やショック状態におちいって、命を落とすこともあります。

ＣＯＰＤの人にとってもまた、慢性便秘は命とりともなりかねない怖い病気なのです。

硬い便の塊が「鉄の玉」となり、腸に穴を開ける！

血圧を急激に上げたり、ＣＯＰＤの人では低酸素血症をまねいたりする便秘ですが、それだけではありません。まれではありますが、**宿便性大腸穿孔《せんこう》という恐ろしい病気**も引きおこします。

便秘で長期間、便が大腸にとどまっているうちに、水分がすっかり吸収されて、糞《ふん》石《せき》という鉄の玉のように硬い便ができあがります。この糞石によって腸壁に穴が開き、腸内細菌が腹腔《ふくこう》へ浸みだして腹膜炎を起こし、突然の激痛におそわれるのです。抗生物質を投与するか、大腸を全部とりさり、人工肛門をつける手術をおこないますが、手遅れになり、死にいたる事例もまれにあります。

頻繁に起きる病気ではないとはいえ、**高齢化が進んで便秘人口も増えるにつれ、宿便性大腸穿孔も増加している**と思われます。

ところが、「便秘は病気ではない」という考えに長く支配されてきたため、日本では残念ながら、宿便性大腸穿孔についての知識をもたない医師も少なくありません。

ひどい便秘で宿便性大腸穿孔を発症し、手遅れとなって命を落としていく……。そのようなことがいろいろな病院で人知れず起きている可能性は十分にあります。

便秘はQOLを著しく低下させる

便秘になると欠勤率が上がり、病院の利用回数が増える

命を落とさないまでも、便秘は日常生活にさまざまな形で影を落とし、生活の質、QOLを著しく低下させます。

このことを明らかにしているのが、45ページの2つのグラフです。慢性便秘症患者と、非便秘のグループのそれぞれ1430人について、健康や労働生産性、活動障害、および過去6ヵ月の医療機関の利用について調査しています。

その結果をかいつまんで説明すると、たとえば、「欠勤率」については、非便秘のグループだと5パーセントほどなのに、便秘患者ではその倍の10パーセント弱。「出勤時の疾患による障害率」でも、非便秘者では20パーセントほどですが、便秘患者で

は30パーセントほどとなっています。また、**過去6ヵ月の「医療機関受診」の回数については、非便秘者では平均6回を切るのに対して、便秘患者では約8回**です。

つまり、便秘患者は会社の欠勤率が高く、病院にかかる回数も多く、非便秘者よりも健康度が低いと考えられるわけです。いったいなぜなのでしょう。

便秘の人は便を大腸にためこんでいます。4日分、7日分、人によっては2週間分もの便が大腸にぎっしりと詰まっているのです。おなかはパンパンに張って、起きているあいだじゅう膨満感につきまとわれ、腹痛を訴える人もいます。

月に1、2回しかおつうじのない人では、**大腸が便でいっぱいになって、みぞおちを圧迫する**までになったり、ためこんだ便の重さが4キロにも達していたりといったこともあります。

このような状態では食欲はわきませんし、何を食べてもおいしいと感じられません。

たとえ毎日おつうじがあっても、排便困難症の人では便を出しきることができませ

便秘患者のQOLを調査すると?

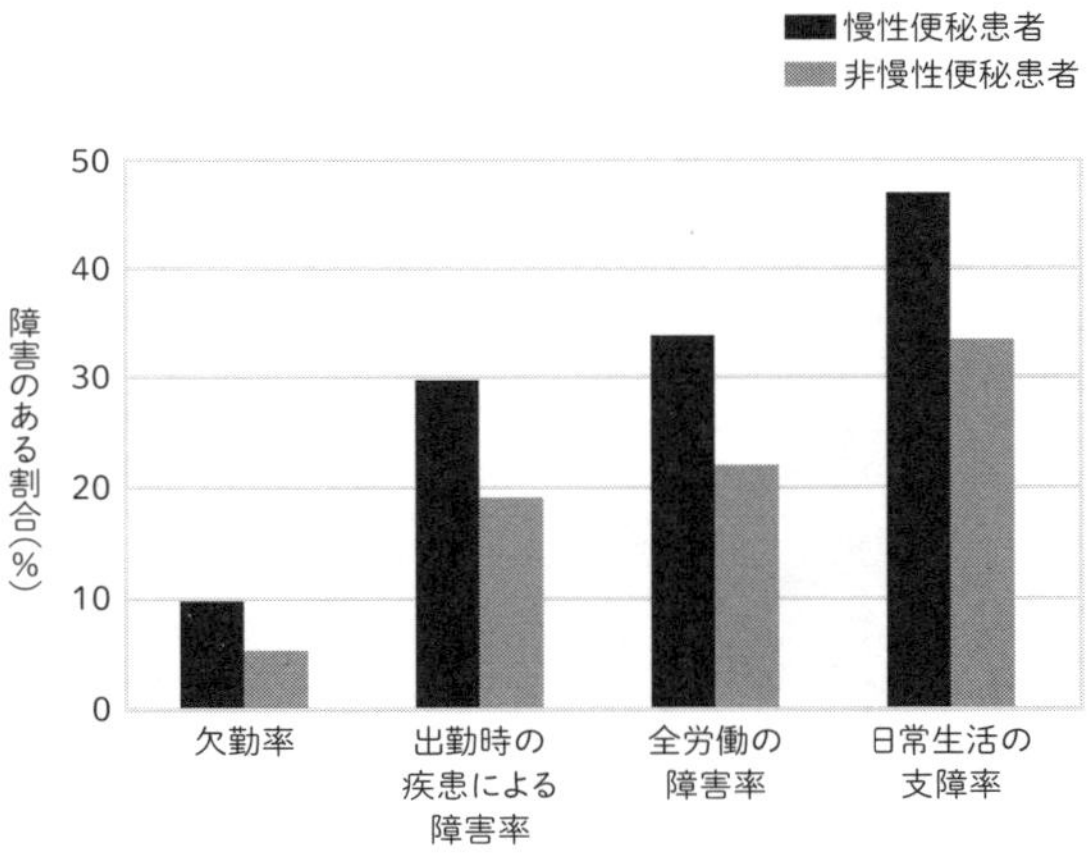

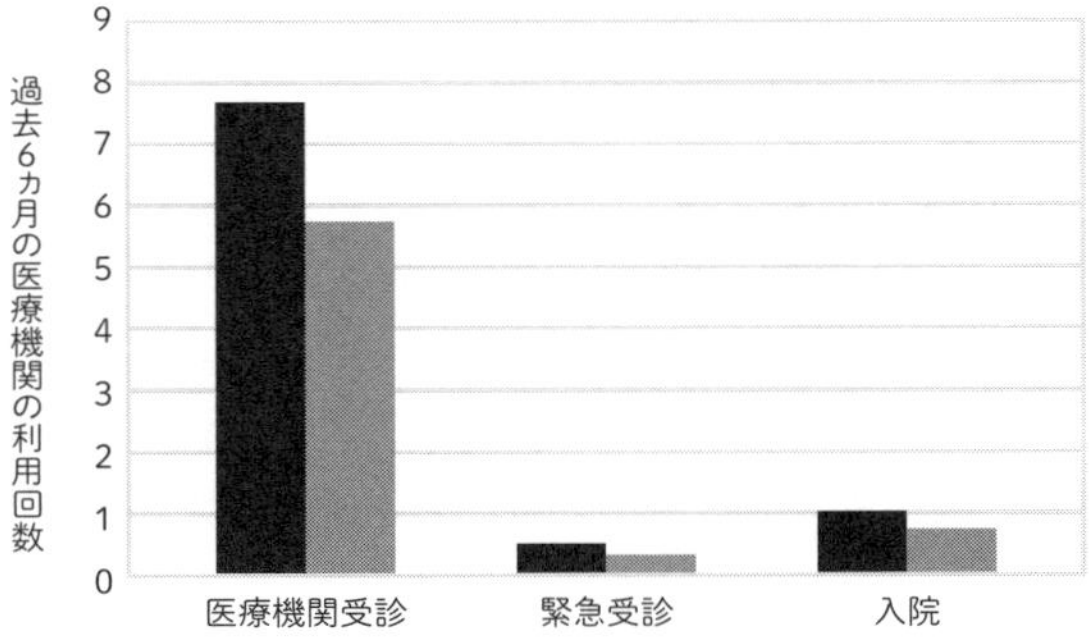

調査方法:慢性便秘患者1430人、非慢性便秘症患者1430人の労働生産性、活動障害及び過去6ヵ月の医療機関の利用を調査した。

※Shawn XS, et al. : Dig Dis Sci. 56 : 2688, 2011.

ん。排便のための便は肛門のすぐ上にある直腸というところにはいっています。その直腸に便が残っているために、そこがいつも膨らんだままの状態にあり、そのことが、強い残便感となって苦しめるのです。

排便困難症では、便が肛門に残ってしまう場合もあります。肛門はとても繊細な感覚臓器で、肛門の粘膜はそこをとおるのが空気なのか、液体なのか、固体なのかを正確に区別できるのです。このような繊細きわまりない器官に、たとえ米粒ほどの便のカケラが残っていたとしても、いいようのない不快感を覚えることになります。

1回の排便で出しきれないとなると、何回にも分けて排出することになり、これを分割排便といいます。排便のために1日に10回もトイレへ通う人もめずらしくありません。そのたびにたいてい、ウサギの糞のようなコロコロの硬い便が3粒、4粒、5粒と出るだけで、直腸はなかなか空っぽにはなってくれません。

排便のために1日に何回もトイレへいかなくてはならないのは、わずらわしいものです。しかも、わずらわしい思いをしても、残便感が完全に解消されることはなく、起きているあいだじゅう、不快な残便感に悩まされることになるのです。

人間は便を出して、**おなかの中が空になって、スッキリしたときにはじめて仕事に集中する**こともできます。それはネコであってもイヌであっても動物はみんなそのようにできているのです。

ところが、おなかに便がたまってモヤモヤしていたり、お尻の穴の近くまで便がたっぷりきていたりすれば、仕事や勉強に集中できないのも当然でしょう。

便秘は、うつ病さえ引きおこす

慢性便秘になると、多かれ少なかれ、生活の自由度が制限されます。**患者さんの中には、泊りがけの旅行をあきらめてしまう方**も少なくありません。

快便の人ならトイレにはいって、1分以内に終わらせられますが、便秘症の人では5分、10分とかかるわけです。旅先の宿で自分だけが長い時間、トイレを占領するのも、気が引けるでしょう。それに、5分かかっても、10分かかっても出ればまだしも、不発に終わってしまうかもしれません……。あれやこれや考えていると、たしかに旅行へいきたくなくなるのも無理はありませんね。

旅行だけでなく、人によっては外出そのものが億劫《おっくう》になってきます。

分割排便の人では、外出先のトイレにはいるたびに、おしっこだけのつもりが、意に反してコロコロの便まで出てきたりするわけですし、便が肛門あたりまで詰まっていれば、オナラも心配になるでしょう。

けれど、便秘薬を使っている人の不安は、その比ではありません。外出先でもし薬の効き目が現れて、そのとき、近くにトイレがなかったら……。

「それを思うと、外出することが怖くなります」と、便秘患者の方たちは切々と訴えられるわけです。

かつては積極的に街へ出かけ、ショッピングを楽しみ、友人たちとのおしゃべりに興じていた人たちが、便秘になったばかりに、外出するのが億劫になり、出かけることに恐怖すら感じるようになって、**家に引きこもるようになったという患者さんを数えきれないほどみてきました。**そして、そのような患者さんの、**とくに高齢の方々の中には、うつ症状が現れるケースも**めずらしくありません。

便秘にかかることで、QOLはこのように深刻な打撃を受けるのです。しかも、そのことが寝たきりの第一歩になるとしたら……。

●寝たきりへの第一歩が便秘

高齢者の「フレイル」が問題になっています。

フレイルは英語ではFrailtyと表記します。「虚弱」とか「弱々しさ」といった意味です。**加齢とともに運動機能や認知機能などが低下して、生活に支障をきたす状態**を指します。

フレイルには筋力が低下したり、歩くのが遅くなったり、体重が減って疲れやすくなったりといった身体的な変化とともに、気力の低下やうつ症状などの精神的な変化も含まれ、フレイルをそのままにしていると、多くの方が要介護の状態へと進んでしまいます。

わかりやすい例をあげると、転倒して骨折し、入院したのをきっかけにフレイルになって、要介護から寝たきりへと移行するケースでしょう。そして、転倒、骨折、入院とともに**高齢者の慢性便秘もまた、フレイルを引きおこす可能性がある**のです。

実際、慢性便秘からフレイルになる高齢の方は多くいますし、残念ながら、フレイルからさらに寝たきりになってしまった患者さんをこれまで何人もみてきました。


便秘がひどくなるにつれて、外出するのをひかえるようになり、家でウロウロしているだけでは運動不足にもなって、すると、食べる量も減ります。食べる量が減れば、便のカサが不足するため、さらに便秘がひどくなり、ますます外出しなくなるという悪循環におちいるのです。

このような悪循環におちいり、**身体的にも精神的にも不活発で、ＱＯＬの低い日々が続くことで、フレイルの状態に**なってしまいます。

すなわち、運動不足と食べる量の減少が、筋力の低下をまねいて、歩く速度なども低下しますし、体重の減少につながります。また、家に閉じこもっている時間が長くなるにつれて、気力も低下して、うつ症状も発症しやすくなるのです。

高齢者の慢性便秘は、手をこまねいて何もしなければ、たやすくフレイルとなり、さらにそこから要介護や寝たきりにつながる怖い病気なのです。

サルコペニアという言葉をご存じでしょうか。**加齢や運動不足、病気などによって筋肉量が減少して、握力や下肢《かし》の筋肉、体幹の筋肉など全身の筋力が低下すること**を指します。高齢者の活動能力の低下をまねいて、要介護につながることもあり、厚生労働省も対策にのりだしています。

便秘もサルコペニアと同じように、要介護や寝たきりの第一歩となります。

しかも、便秘の最大のボリュームゾーンは70歳以降の高齢者です。その便秘が注目されないのは、「便秘は病気にあらず」という意識が強いためでしょう。さらに、便秘は秘めごとで、人にしゃべることではない。そんな空気も影響しているのかもしれません。

便秘の裏に数えきれないほどの病気が隠れている

便秘は痔の大敵、痔もまた便秘の大敵だ

便がなかなか出ないだけでもつらいのに、便秘はまた別のつらい病気を引きおこします。切れ痔《ぢ》とイボ痔です。便秘は痔のいちばんの大敵。とくに**切れ痔の原因でもっとも多いのが便秘**なのです。

排便時にウサギの糞のようなコロコロの硬い便を無理やり出そうとして、肛門の出口付近の皮膚が裂けてしまうのが切れ痔です。ダイエットで便秘になった若い女性に多いといわれ、強い痛みをともないます。

切れ痔が硬い便によって起きるのに対して、排便時に強く力むことで直腸肛門部の静脈がうっ血して、腫れあがるのがイボ痔（内痔核）です。痛みはさほどありません

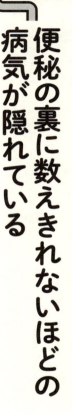

が、症状が進むとイボの部分が肛門の外へ飛びだしてしまい、その飛びだした部分がこすれたり、炎症を起こしたりすると、痛みを感じることになります。

切れ痔の場合はとくに、便が通過するときにはげしい痛みが走りますし、また、イボ痔でもひどくなれば痛みますので、便意をもよおしても、がまんしがちです。

第3章で詳しく述べますが、**トイレをがまんすることは便秘を悪化させる一大要因**です。

そのため、**便秘になると痔が悪くなり、そして、痔が悪くなると便秘が悪化するという悪循環に**おちいります。手術などで痔を治したのはいいけれど、原因となる便秘をそのままにしていれば、またぞろ痔が悪くなるのは火を見るよりも明らかです。

つまり、痔を治したければ、便秘の治療も並行しておこなう必要があるのです。

「便秘が原因で大腸ガンになる」は本当か

便秘になると腸内に毒素や有害物質がたまり、それが大腸ガンを引きおこす、などとよくいわれます。医師の中にもそう信じている人が多いのですが、**便秘が大腸ガンの原因になるという科学的なエビデンスはありません。**

1988年以降、便秘と大腸ガンの因果関係を調べた論文が数多く出されていますが、便秘で大腸ガンになることをはっきりと示したものはないのです。ということは、自分は便秘だから、大腸ガンになるかもしれないと心配することはないでしょう。

便秘になると、大腸ガンにかかりやすいという説が広まったのと似たケースが、**食物繊維をとると大腸ガンの予防になるという仮説**です。

バーキットリンパ腫を発見したイギリス人のバーキット博士は、1970年代後半、アフリカ人には大腸ガンがきわめて少ないことに気づいて、彼らの食事を調べたところ、大変な量の食物繊維を食べていることが判明。そこで、食物繊維は大腸ガンの予防になるという仮説をたてて、200人ほどの人たちを対象に調べたところ、たしかに食物繊維を多くとっている人たちでは大腸ガンにかかる率が低かったのです。

ところが、その後、ヨーロッパなどで何千人、何万人を対象に長期間の厳密な調査がいくつもなされたのですが、食物繊維と大腸ガンとの関連はみいだせなかったのです。バーキット博士はわずか200人を調査しただけですので、偶然が重なった結果だったのでしょう。

バーキット博士の仮説は魅力的ではありますが、そういった**仮説の中には、きちんと科学的に検証してみると否定されるものも少なくない**のです。そして、便秘が大腸ガンの原因になるという説も、やはりそれらのひとつである可能性がとても高いといわざるをえないのです。

便秘の裏に隠れている恐ろしい病気とは？

便秘を軽くみてはいけない理由のひとつは、なんらかの病気が原因で便秘におちいるケースがあるためです。たとえば、**レビー小体型認知症とパーキンソン病**。いずれも初期症状として現れるのが嗅覚の異常と、そして、便秘なのです。

レビー小体型の認知症はアルツハイマー型についで多い認知症で、幻視や幻聴が現れるのが大きな特徴となります。ほかにも味覚障害、抑うつ症状、立ちくらみ、歩行

便秘はパーキンソン病の最初の兆候である

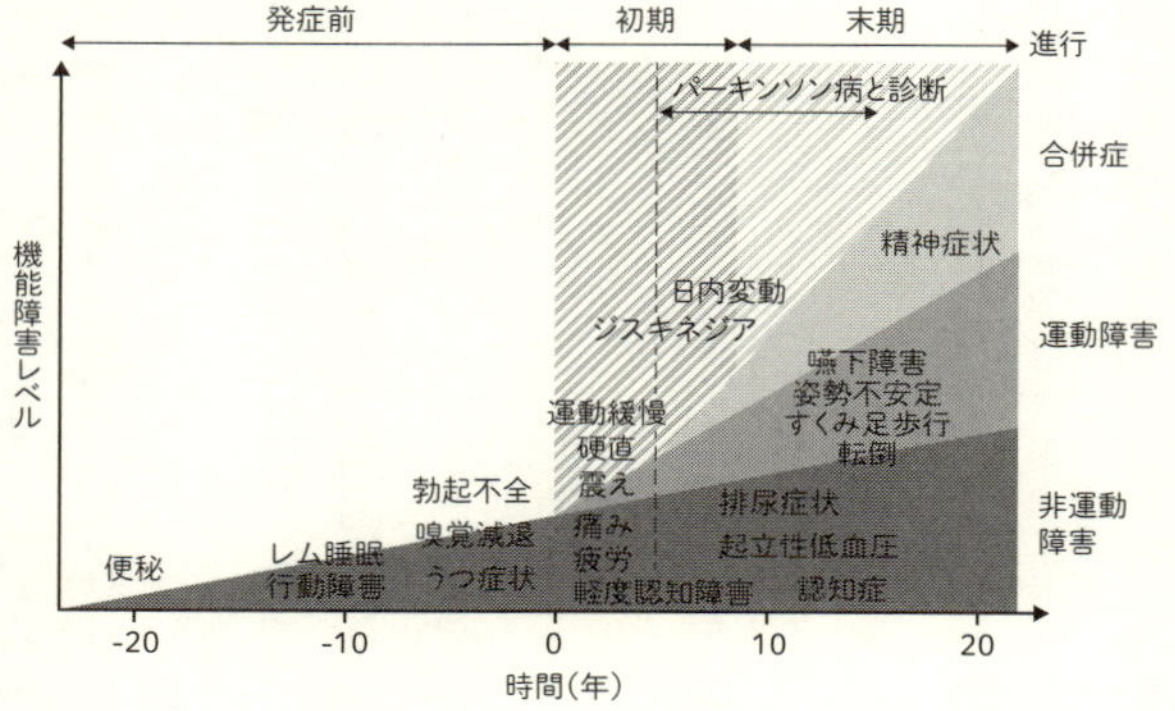

※Lancet 2015; 386: 896-912

などの動作の障害など、多彩な症状を呈します。

パーキンソン病は手足の震えや動作の緩慢さ、歩行障害や転倒のしやすさといった運動症状が現れ、また、不眠やうつ症状、認知機能障害などの非運動症状もみられます。

レビー小体型認知症とパーキンソン病の原因はともに、α－シヌクレインという異常物質が脳の細胞内に蓄積されることによります。

ところが、最近の研究により、初期段階ではこのα－シヌクレインが脳ではな

腸から脳への経路を遮断したら？
（迷走神経切離術の結果）

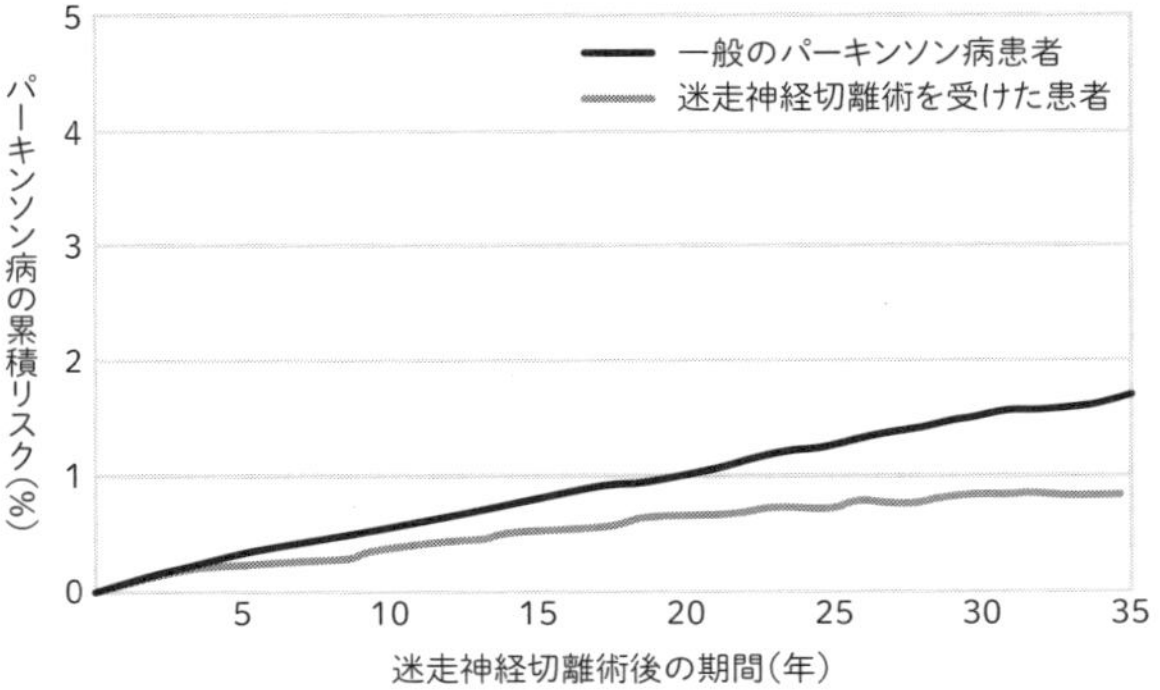

※Ann Neurol 2015; 78: 522-529　Neurology 2017; 23: 1996-2002

く、**大腸に蓄積される**こと、そして、それが迷走神経（脳からすべての臓器に張りめぐらされた神経）を伝わって脳まで到達して発病することが判明したのです。そのため、この2つの病気において、もっとも早く現れる症状が便秘なのです（56ページのグラフ）。

このことは、手術で迷走神経を切った方はそうでない方にくらべて、パーキンソン病の発症率が低いという事実によっても裏づけられます（上のグラフ）。

レビー小体型認知症もパーキンソン病も、高齢化が進む日本ではこの先、増加の一途をたどることは間違いありません。とくにパーキンソン病は、国民の3人に1人が65歳以上、5人に1人が75歳以上となる2025年に向けて、患者数の爆発的な増加が推測される難病です。

アメリカの医学誌（『JAMA Neurology』2018年1月号）に掲載された記事では、**パーキンソン病患者数が2030年には1000万人を突破し、10年後の2040年にはさらに約3割も増えて1300万人に達すると予測**しています。

この爆発的な増加に、記事では「パンデミック」という、ふつうなら感染症に使われる言葉をあえてもちいて警鐘《けいしょう》を鳴らし、早急の対応を求めているのです。

いずれにしても、レビー小体型認知症もパーキンソン病も、その初期の段階で大腸にα－シヌクレインができ、そのために便秘にかかります。**いずれの病気も始まりは便秘**なのです。ということは、将来、便秘になってすぐに適切に治療することで、病気の発症を遅らせることが可能になるかもしれません。

うつ病、糖尿病……さまざまな病気が便秘を引きおこす

不安神経症やうつ病など、精神科にかかっている患者さんの多くが便秘に悩まされていることは周知の事実です。後述しますが、抗コリン作用の薬を服用している影響もあります。しかしこれらの病気自体も便秘に大きく関係していると思われます。

快便のためには腸が活発に動く必要があり、そして、腸が活発に動くのは副交感神経が優位に働いているときです。不安神経症やうつ病では自律神経の乱れも症状のひとつ。交感神経と副交感神経がうまく切り替わらないなどの乱れが、腸の動きに影響をあたえて、便秘を引きおこすことが考えられます。

強く疑われる人だけでも**1000万人と推計される糖尿病患者。その約60パーセントが便秘**に悩まされています。糖尿病は高血糖により全身の神経が障害される病気。神経が障害されることで、腸の働きに乱れが生じて便秘におちいりやすくなります。

ほかにも、腎臓疾患、甲状腺機能低下症、副甲状腺機能亢進《こうしん》症、自律神経障害、脳

血管障害、多発性硬化症、膠原病《こうげんびょう》、筋障害性疾患、高カルシウム血症、低カリウム血症などの病気も、便秘を引きおこします。それに、**高齢者では転倒して、骨折し、入院したら、ほぼ100パーセントが便秘に**なります。

あえてこれらの病名を羅列したのは、いかに多くの病気によって便秘が併発されるかを知っていただきたかったからです。

便秘はその人の人生からふつうの幸せや喜びをうばい、肉体的にも、精神的にも、生きることをつらく、苦しいものにしかねません。ときには、心筋梗塞などの引き金となり、死をまねくこともあるわけです。

にもかかわらず、医療従事者のあいだでも「便秘は病気にあらず」と軽んじられてきました。その結果、**日本はいまや便秘治療の後進国**です。

日本の患者さんたちは、満足度の非常に低い治療にじっと耐えています。日本人は世界一がまん強い国民ではないかと思われるほどです。

つぎの章では、日本の便秘治療のお粗末な実態をみていくことにしましょう。

第2章

「便秘治療」の後進国、日本

「便秘は病気にあらず」という考え方に支配されてきた日本

日本の大学では便秘の授業は1時間もない

私たちはその昔、トイレのことを「はばかり」といっていた民族です。多くの日本人にとって、排便の回数やその様子を他人様《ひとさま》の前で言葉にするのは、はしたなくて、恥ずかしい行為なのです。もちろん、平気でしゃべる日本人もいますが、子どもならともかく、大人の日本人ではごく少数派でしょう。

自分の便秘について話す人がいないのですから、「同病相憐れむ」こともできませんし、なぐさめあい、はげましあうことも、そして、情報交換すら不可能でしょう。

情報から隔離され、孤立無援の中で人知れず悩み、手をこまねいているうちに便秘は重症化していきます……。

月に1、2回しかおつうじのない人たち、指で便をかきだす「摘便《てきべん》」をこっそりおこなっている人たち、下剤を1日に100錠も飲んでも便が出ない人たち、水のような便で便器がいっぱいにならないと満足できない人たち……。

そういった人たちがおおぜいいるという現実は、ほとんど知られていませんし、表に出ません。

このような悲惨な状態が長年放置されてきた責任の一端は、日本の医療機関にあると思っています。**日本の医者たちのほとんどが明治の昔から今日にいたるまで、「便秘は病気にあらず」という態度で患者さんたちに接してきた**のですから。

かくいう私自身も10年ほど前までは、便秘が病気だなどとは思ってもみませんでした。それこそ、「たかが便秘」のクチだったのです。

いいわけをするようですが、大学の医学部の6年間に、ただの1時間も便秘について教わっていません。**なぜ便秘になるのか、便秘はどのように苦しいのかも、いっぺ**

んも教わっていないのです。

大学を卒業したあとも、初期研修でも後期研修でもそれは同じです。研修医のころには、たくさんの便秘患者の方を目にしました。

産婦人科から呼吸器内科、消化器科、循環器科、整形外科、精神科……あらゆる診療科に便秘で苦しんでいる患者さんたちがたくさんいましたし、モルヒネを服用しているガン患者さんたちも、手術後の患者さんたちも、もうじき赤ちゃんを産む妊婦さんも、骨折で入院している高齢者の方たちも、便秘に悩まされていました。

そこで、先輩の医師にたずねたことがあります。

「便秘で苦しいという患者さんがいます。どうしたらいいでしょう？」

「あ、便秘は病気じゃないから。酸化マグネシウムを投与すればいいよ」

便秘は病気じゃない、酸化マグネシウムを処方すればいい……。

あれから30年近くたちますが、「便秘は病気にあらず、薬は酸化マグネシウム」はいまだに日本の医療現場での標準的な考え方であり、治療法なのです。

江戸時代、シーボルトがもちこんだ薬をいまだに使っている!

このように、便秘を病気としてあつかってこなかったことで、便秘薬といえば、病院が処方するのはいまだに、さきほどの酸化マグネシウムか、あるいはセンナかの2つの選択肢しかほとんどないといっていい状況なのです。

日本では明治時代から21世紀の現在にいたるまで、酸化マグネシウムとセンナという便秘薬だけで便秘治療を続けてきたといっても過言ではないでしょう。

酸化マグネシウムは江戸時代の1823年、シーボルトがオランダからもちこんだ18種類の薬のうちのひとつです。酸化マグネシウムを便秘薬としてこれほど多く消費している国は、先進国のどこを探してもみつからないでしょう。

世界ではいま、アメリカやヨーロッパの国々ばかりではなく、タイでもシンガポールでもマレーシアでもイランでも、国際基準をクリアしているポリエチレングリコールやルビプロストンといったすぐれた便秘薬がふつうに処方されています。

その点ひとつとってみても、日本の便秘治療の水準は、欧米諸国はもとより、アジアの国々からも遅れをとっている、というよりも、アジアからもとりのこされてしまっているありさまなのです。

もちろん、酸化マグネシウムにしろ、またセンナにしろ、便秘薬としてすぐれているのなら、非難されるものではありません。しかし、これらの薬はいずれも問題をはらんでいるのです。

酸化マグネシウムの服用による死亡例も

たとえば、旅行先で便秘になったときのために、あらかじめ病院へいって、薬を処方してもらうとします。おそらくあなたは酸化マグネシウムを渡されるでしょう。

病院で処方される便秘薬は大きく2種類に分けられます。腸に水分を集めることで、便をやわらかくして排便を促す「緩下剤《かんげざい》」と、腸を刺激して強制的に便を押しだす「刺激性下剤」の2種類で、酸化マグネシウムは前者の緩下剤です（ちなみに、センナは刺激性下剤です)。

緩下剤である酸化マグネシウムは、刺激性下剤にくらべると効き目がおだやかで、おなかが痛くなることもめったになく、習慣性や依存性もないとされていますので、軽症の便秘の患者さんには、医師としても出しやすいのだと思います。国内の使用患者数は約1000万人とも推定され、日本でもっとも多く処方されている便秘薬です。

ところが、酸化マグネシウムには高マグネシウム血症という副作用があります。

高マグネシウム血症とは、血清中のマグネシウム濃度が上昇する異常をいい、筋力低下や血圧低下、意識障害、意識消失などを引きおこして、まれには死にいたることもあります。腎臓に病気のある人はとくにかかりやすく、注意が必要です。

実際、2008年9月には、酸化マグネシウムの服用により重篤《じゅうとく》な高マグネシウム血症が25例みとめられ、うち4例が死亡しているとの報告がなされていますし(2008年9月医薬品医療機器総合機構「医薬品医療機器情報提供ホームページ」より)、また、２０１５年の報告には、２０１２年からの3年間に、酸化マグネシウム服用によるとみられる高マグネシウム血症が19例（うちの1例が死亡）とされています（「医薬品・医療機器等安全性情報」No.３２８ ２０１５年12月）。

２０１８年にはいってからも、たてつづけにイギリスとアメリカで2件の死亡が報告されています。

高齢者では腎臓に病気がなくても、加齢により腎機能は低下しています。実際、高齢者の場合、腎機能が正常であっても、また通常の用量以下の服用であっても、高マグネシウム血症を発症する例も報告されています（「医薬品・医療機器等安全性情報」No.３２８ ２０１５年12月より）。

副作用がみとめられ、ごく少数とはいえ死者まで出ているのにもかかわらず、酸化マグネシウムは薬局でも、それこそアマゾンでも簡単に手に入れられます。けれど、売薬の場合、能書きをロクに読まないで飲んだり、効きが悪ければ、自分で勝手に用量を増やしたりする人がかならずいるものです。

また、高マグネシウム血症は多くの場合、意識消失といった重篤《じゅうとく》な症状が現れるまでは、気づきません。気づいたときにはすでに手遅れになっていることも少なくないのです。「たかが便秘」と軽く考えては危険であるように、「たかが便秘薬」となめてかかると、手痛いしっぺ返しを受けかねません。

そして、酸化マグネシウム以上に気をつけなければならないのが、センナ系の便秘薬です。つぎは、センナにはどのような危険があって、そして、どのような使われ方をしているのか、その現状について考えましょう。

習慣性と依存性と薬剤耐性…センナはまるで「麻薬」

アフリカ東北部のナイル川中流域に産するアレキサンドリア・センナという植物の主成分、センナは、ヨーロッパでは紀元前から下剤として使われてきました。

センナは腸を強制的に動かして排便を促す刺激性下剤です。習慣性、依存性、薬剤耐性があり、その意味では麻薬と同じといえます。ヨーロッパの医者たちはそのことを十分に承知していますので、患者さんに決して毎日使わせるようなことはしません。

10年ほど中東のある国で医師をやったあと、日本で開業した人と話をしたことがあります。

「いやあ、びっくりしました！　日本では刺激性の下剤を毎日出すんですね」

と目を丸くしていました。その国では、**センナを毎日出すことは厳《げん》に慎まなければならないと、医者ならみんな心得て**います。

中東の医療技術は日本より遅れていると思っている方も多いでしょうが、少なくとも便秘の治療にかんしては、日本はその国のはるか後方をいっているといわざるをえません。**センナは毎日投与してはならないという世界の常識が、日本の医療界ではほとんど通用しない**のですから。

センナが酸化マグネシウムと決定的に違うのは、習慣性と依存性、そして薬剤耐性がある点です。ある薬を飲むことがクセになってしまうのが習慣性で、習慣性が現れると、やがてその薬に肉体的にも、精神的にも依存するようになって、それなしでは生きていけなくなります。この状態が依存性です。

そして、**習慣性や依存性とともに重大な問題が、センナにおける薬剤耐性**です。

薬は基本的には、同じ薬を同じ量、投与すれば、同じ効果が得られます。ところが、モルヒネをはじめとした麻薬では、くりかえし投与しているうちに急速に効果を失っていきます。薬のこのような性質を薬剤耐性といいます。

センナはモルヒネや覚せい剤などと同様に、薬剤耐性があります。そのため、**はじめのうちは決められた用量を守っていても、やがて効きが悪くなっていきます**ので、同じ効果を得るためには、飲む量を増やすしかありません。

しかし、増やしても、その量ではじきに効果が薄れてきますので、また量を増やすことになります。こうして、1錠が2錠になり、4錠になり、8錠になり……と徐々に増えていくのです。**1日約60錠ものセンナを飲んでいるという方はちょくちょくいます**し、つい先日は、1日100錠飲むという患者さんもみえて、さすがに仰天しました。

習慣性、依存性、薬剤耐性のあるセンナは、決して毎日投与してはならない。この**基本を守らないから、1日60錠などという〝麻薬患者〟を生む**ことになります。

ところで、第3章で詳しく述べますが、便秘でない人は排便時に腹筋によって腹圧をかけ、さらに恥骨直腸筋《ちこつちょくちょうきん》と肛門の括約筋《かつやくきん》の両方がゆるむことで、便が出てきます（113ページのイラスト参照）。

ところが、排便困難症の人の多くは、腹圧がかけられなかったり、この2つの筋肉のどちらか、あるいは両方が、うまくゆるめられなかったりします。すると、顔を真っ赤にしていくら力んでも、便は出てくれません。

それなら、センナでも飲んで、水のような下痢便にすれば出そうなものです。けれど、いくら水のような便であっても、このような人では、便の出る通路が閉じたままで、非常にほそくなってしまっていますので、がんばって力んでも1回に出る量は、スプーン1杯くらいなのです。

これを1日に何十回もくりかえすことになり、それでも出るのはようやくコップ1杯程度。これでは、患者さんはつらいでしょう。生活の質が著《いちじる》しく損なわれることはいうまでもありません。

センナ服用で、大腸の寿命が縮む

センナを大量に飲まなければ、便が出ないというのは当然、体になんらかの異変が起きているためです。どんな異変なのか――。

大腸が動かなくなるのです。

本来なら、大腸は便をつくるために、みずからの力で日がな一日、内容物をこねていますし、そうしてつくった便を排出するために、大蠕動《だいぜんどう》というダイナミックな動きを1日最低でも1回はおこなっています。

ところが、**センナという外からはいってきた下剤が、それらの動きを代行**してくれます。**大腸は自力で動く必要がなくなり、すると、使わない筋肉が萎《な》えていくように、大腸の機能は徐々に低下**していき、動きが悪くなっていきます。こうして、センナを使えば使うほど、腸の動きは悪くなり、センナなしでは腸は動かなくなってしまうのです。

大腸は一定の緊張があるために、みずからをギューッとしぼったり、広げたりすることで、便をこねたり、肛門へとしぼりだし、送りこむことが可能になります。ところが、センナを使いすぎてしまった腸は、その緊張を失ってダラーっと弛緩《しかん》しています。
このような状態にまでおちいってしまうと、治療をしても残念ながら便秘の改善は見込めません。その場合は、一生、便秘という影を背負って生きることになります。

たとえば、ガンの患者さんにモルヒネを使う場合は、厳格なルールのもとで処方されます。ですから、患者さんはモルヒネの副作用からまぬがれ、依存症にならないですみます。そうでなければ、モルヒネを処方された患者さんたちは、麻薬取締官に捕まるような人たちになってしまうところです。なのに、刺激性下剤のセンナにかんしては、いまだにほとんど野放しといってもいい状態です。

毎日センナを出しつづけることは、患者さんを麻薬づけにするのも同じ――。この認識が医療を提供する側にないかぎり、便秘という影を一生背負って生きる人たちが、これからも増えつづけるでしょう。

センナはそれを使う人たちの肉体だけでなく、精神もときにむしばみます。

快便のためには、熟したバナナのような形状の便が適しています。治療によってこの理想形を達成できたにもかかわらず、医師に不満をぶつける患者さんが少なからずいるのです。

センナを飲みだして10年ほどになるある女性は、

「先生、大変です。10センチほどの塊の便が出てきちゃったんです」

「ああ、よかったですね。すばらしい！」

「すばらしくありません。シャワーみたいに飛び散って便器の中がいっぱいにならなければ、出した気がしません」

拒食症の人が骨と皮の姿にうっとりするように、**水様便が便器を満たすのが快感になってしまう**のです。便秘治療の現場にいますと、この患者さんにかぎらず、理想的な固形の便では物足りなさを覚える男性や女性が最近、増えつづけているように感じられてなりません。

「摘便」という便秘の暗い闇を見逃してはならない

センナを1日に60錠も飲みつづけて、水のような便にしている人がいるいっぽうで、**薬ではなく、自分の指を使って便をかきだしている人も**います。これを「摘便《てきべん》」といい、女性の便秘の方に多くみられます。

便秘のせいで直腸という肛門のすぐ手前の場所に便がいっぱいに詰まっていると、不快なものです。力んで、力んで、便がそばまで出てきているのがわかるのに、でも出ない……。そんなときに苦しまぎれに指を入れたら、直腸の便をある程度、かきだせますので、これをきっかけに、摘便がクセになってしまうのです。

けれど、**摘便をくりかえすうちに、お尻の穴の締まりが悪くなって、便をがまんできなくなり、便失禁になる人も**います。

また、肛門はきわめて鋭敏な器官で、そこをとおるのが、気体なのか、固体なのか、液体なのかを峻別《しゅんべつ》することができます。ところが、摘便をすると、その繊細な肛門を傷つけてしまうことになります。

すると、気体、固体、液体の区別がうまくできなくなり、**実際には固体（便）が下りてきているのに、気体（オナラ）だと勘違いして腹圧をかけてしまうという悲劇が起きることも**あります。そのような方たちを山ほどみてきました。これも便秘の深い闇のひとつでしょう。

それにしても、なぜ女性に摘便が多いのでしょうか。

女性の便秘では、ウサギの糞のようなカチカチの便になる場合が多いのです。硬くて大きい便なら出しづらいのもわかりますが、硬くても小さければ出てもよさそうなものです。ところが、**力んで腹圧をかけたときに、いちばん出しにくいのが、小さい便**なのです（それについては、第3章であらためて説明します）。

それでいて、この便は摘便しやすいのです。指を入れたら、簡単に出せます。**出づらいのに、指では出しやすいという矛盾が、女性たちを摘便へ走らせる**ことになります。

排便回数だけで判断する日本の医師たち

「毎日出ても便秘」がわかっていない医師たち

便秘とは何日もおつうじがない状態——。

多くの方たちが、このように排便回数が少ない状態を便秘と考えています。そして、日本独特の医療教育のせいで、多くの医師たちもまた一般の人たちとその点では残念ながら大差ないのです。

けれど、第1章でお話ししたように、便が硬くてなかなか出なかったり、ひどく力まなければ出なかったり、残便感に悩まされたり、分割排便にわずらわされたりといった排便困難症もまた便秘に含まれますので、**たとえ毎日10回おつうじがあっても、その人は便秘かもしれない**わけです。

その点を医師がわかっていないと、患者さんとの会話もトンチンカンなものになってしまいます。ある患者さん（60歳・男性）から直接聞いた、主治医とのやりとりは、つぎのようなものでした——。

患者：血圧は安定してきましたが、最近、便秘で困っています。お薬いただけませんか。
医師：おつうじは何日おきくらい？
患者：毎日出ています、1日5、6回ですね。
医師：えっ、下痢しているの？
患者：いえ、下痢じゃないです。
医師：下痢じゃないなら安心です。
患者：でも、便秘で……。
医師：1日5回も6回もおつうじがあるんだから、便秘じゃないですよ。
患者：でも……そうですか、そうですね、わかりました……。

便秘の知識がない医師には、患者さんの訴えを理解できませんし、自分の中の医学知識に置きかえて患者さんの言葉を翻訳することもできません。**患者さんが苦しんでいる残便感にも、排便時の怒責にも気づきにくい**のです。

「とにかく出ればいい」が日本式の便秘治療

また、別の患者さん（62歳・男性）は定年後、それまで毎日あったおつうじが、週2回ほどに減ってしまいました。近所の医師に相談すると、おだやかな効き目の酸化マグネシウムを処方されました。でも、いまひとつ効果が感じられなかったので、再度相談すると、今度は効果が高いとされるセンナ系の下剤が出されました。

そのつぎの受診でのやりとりは――。

医師：どうですか？　おつうじのほうは？
患者：毎日あります。
医師：ああ、それはよかった。これで大丈夫ですね。

患者：は、はい……。ありがとうございました。

センナのおかげで、毎日おつうじはあるけれど、毎日下痢するようになったことをその患者さんは医者に告げることができなかったのです。

「なんだか先生の治療法を批判しているみたいで……。そんなことをいえば、先生に怒られるんじゃないかと、つい遠慮してしまいました」

毎日おつうじがあると患者さんがいうのなら、その便はどのような形や硬さなのか、するりとラクに出るのか、残便感はないのか、といった情報は、便秘の治療のためには欠かせません。

にもかかわらず、医師がそのような質問をしようともしないのは、「便秘は病気にあらず」という長く日本の医療界を支配してきた認識が、いまなお医師たちの頭の中に抜きがたく残っているためかもしれません。

日本人の患者さんたちの多くはとてもがまん強くて、便秘や下痢にも文句もいわずに耐えるようなところがありますし、また、医師を無意識のうちに「権威」とみなしているのか、どこか釈然《しゃくぜん》としなくても、それを医師にいうことはあまりしません。

患者さんのこのようながまん強さや、ある種の従順さも「便秘は病気にあらず」という認識が長年、生き延びられた一因かもしれません。

けれど、**初診で薬を出された場合、次回の外来でその薬の処方を中断する便秘患者はじつに7割**に達します。このことは、便秘の治療を受けている患者さんの大半が、治療に満足していないことを示しています。このデータを直視して、医師は便秘治療に対してもっと真摯《しんし》に、そして、謙虚に向きあう必要があるでしょう。

「便秘と聞けば、すぐ検査！」が当たり前の日本

日本の病院ではふつう、ガンの可能性がわずかでも考えられれば、内視鏡やMRI、CTスキャンなどで検査をおこないます。このことが早期発見、早期治療につながるケースも少なくないでしょう。

ガンの可能性がわずかでもあれば検査をする点では、便秘の患者さんに対しても同じです。大腸ガンを発症すると、便秘にかかりやすくなりますので、便秘を訴える患者さんには、多くの場合、内視鏡検査などをします。

便秘といえばまず内視鏡検査――。これが日本の病院でよくみられる光景です。

いろいろな病院をまわって、最後に私たちのところへきた32歳の女性の患者さんもそうでした――。

便秘が続いて、おなかが痛いので、東京のとある病院へいったところ、まず内視鏡検査を受けさせられました。会社を1日休んでの大仕事です。下剤を飲んで、夜中に何度もトイレへいって、腸の中を空っぽにして、そうして受けた内視鏡検査の結果は、

「よかったですね。ガンじゃなかったですよ」

医師はニコニコして検査結果を告げて、そして、それだけだったというのです。

大腸ガンがなかったことがわかっただけで十分。便秘や腹痛だけなら、命にかかわるわけでもなし、がまんしなさいということなのでしょう。

彼女はしかたなく、別の病院へいきましたが、そこでもまずは検査。今度はＰＥＴ検査でした。ごく**初期の小さなガン細胞がみつけられる画期的な検査法ですが、放射線被ばくが**あります。

結果はやはり、異常なしでした。そして、この病院でもまた、便秘と腹痛については何もおこなわれなかったのです。

どうも日本の多くの病院は便秘と聞くと、まずは検査をするようです。

32歳という若さで大腸ガンにかかる確率は非常に低く、それなのに、便秘と腹痛で受診にきた患者さんに、いきなり大仰《おおぎょう》な検査をする必要があるのでしょうか。**検査は患者さんに大きな負担**となります。

大腸ガンが増える40代以降なら別ですが、その患者さんはまだ32歳。検査による負担と大腸ガンの危険性とを秤《はかり》にかければ、便秘の治療をまずおこなって、それでも治らなければ、はじめて大腸ガンを疑って内視鏡やＰＥＴ検査をするというのが、合理的なプロセスではないでしょうか。

あるいは、内視鏡やPETではなく、**もっと簡単な便潜血検査《べんせんけつけんさ》などでも多くの場合、十分**だと思います。

問題は検査だけではありません。患者さんの訴えは便秘と腹痛でした。医師たちはそれを解決する必要性を感じていないのでしょう。

便秘や腹痛、あるいは、胸やけや胃もたれ、膨満感といった症状を訴える患者さんは非常に多いのですが、日本の病院は命にかかわらないこのような症状には、がいして冷淡です。

けれど、本来なら、大腸ガンではなかったと判明したら、そのあとが医者の腕のみせどころです。適切な投薬や生活指導などをとおして便秘と腹痛を治療し、患者さんの苦痛をとりのぞくことができれば、それこそ医者冥利《みょうり》に尽きるというものでしょう。

日本の多くの病院では、便秘にかぎらず、下痢や胸やけ、消化不良などの消化器系の不調を訴える患者さんには大腸や胃、十二指腸などの検査をするのがふつうです。

ところが、**それらの症状の大半は一過性のものにすぎず、たいていは投薬などで簡単に治せる**のです。

海外ではこのような症状のある患者さんに最初からガンの検査をおこなうことなどまず考えられません。日本では「便秘と聞けば、まず検査」。でも、そのいっぽうで、肝心なときに肝心な検査をしていないという実態があります。

医師のあいだでも、患者さんのあいだでも、「便秘は病気にあらず」という認識が広く共有されているため、**多くの患者さんは便秘で病院へいくことはなく、便秘薬を薬局で購入して対処**しています。

高齢者になると若い女性たちとは違い、大腸ガンが原因の便秘も増えます。でも便秘で病院へいく人はめったにいないため、**本来なら検査を受けるべき便秘の高齢者の多くが、検査を受けていない**のです。

病院では「便秘と聞けば、まず検査」なのに、なんとも皮肉な話ではあります。

「生活の質」を軽んじてきた日本の医療

タイの医師は食事指導や心理療法までおこなう

数年前、タイに滞在してバンコクの大学病院を視察《しさつ》したことがあります。

その日、診察室では28歳の女性教師が医師に症状を訴えていました。医師は女性の話に熱心に耳を傾けて最後に、「おそらく過敏性腸症候群《かびんせいちょうしょうこうぐん》でしょう」と診断しました。

過敏性腸症候群は簡単にいえば、ストレスが原因で便秘や下痢になるもの。日本でも近ごろ、若い世代の患者数が増えつづけています。

医師は内視鏡検査もPET検査もしないで、彼女に便秘薬を処方しました。28歳という若さですから、大腸ガンの可能性はきわめて低いと考えて、検査はいっさいしなかったわけです。

そのときの便秘薬は、酸化マグネシウムでもセンナでもありません。たしかな効果と安全性が科学的に証明されていて、現在、世界各地で使われている「世界基準」の薬です。

日本に帰ってきてからも、その医師とときどき電話で話して、その患者さんの「その後」を聞いています——。

患者さんはその薬が効いて、症状が大幅に改善されたそうです。ところが、3年後にふたたび悪化して来院。そのときは、**薬を処方するとともに、栄養士による食事指導**をしました。そして、このときもまた、下剤を大量に飲ませて内視鏡を入れることも、放射線を被ばくさせることもありませんでした。

タイでも、50歳以上で便秘を訴える患者さんでは、大腸ガンのリスクが高くなるため、内視鏡検査などをおこないます。しかも、検査でガンがないと判明したあとの治療もじつに見事なものです。

便秘を訴えた51歳の会社員の男性にも、まず大腸ガンの検査をしていました。それで異常がみつからなかったため、便秘薬による投薬治療をおこない、よくなったのです。

ところが、数年後にふたたび便秘になり、今度は、さきほどの28歳の女性と同様、投薬にプラスして食事指導を提供しました。

これによって改善しましたが、その1年後に、今度は便秘に腹痛が加わり、仕事に集中できないと訴えます。さあ、このとき医師はどのような治療をしたと思いますか。

便秘薬の投薬とともに、心理行動療法をおこなったのです。**投薬によって便秘と腹痛が改善され、心理面のケアによって仕事にも集中できるようになった**そうです。


ガンでないと判明したあとのタイの医師たちの、配慮のいきとどいた、洗練された治療の仕方をみるにつけ、日本の便秘治療の貧弱さを思わずにはいられません。

くりかえしますが、検査によってガンでないと判明したら、そのあとが医者の腕のみせどころですし、**患者さんの訴える苦痛や悩みを解決することもまた、医療の大切な役割**なはずです。そのへんの認識が日本は少々ずれているように思えます。

「命を救う」に熱心なあまり、便秘の不快感には無頓着

アメリカのミネソタ州にメイヨー・クリニックという、全米でもっともすぐれた病院と評価されている総合病院があります。19世紀にウィリアム・メイヨーという医師が貧しい人たちにも医療を受けられるようにと、酷寒《こっかん》の地、ミネソタ州ロチェスターにつくった小さな病院が前身で、その後1919年にウィリアムの2人の息子、メイヨー兄弟によって現在の総合病院が設立されました。

そのメイヨー・クリニックを訪問したときに、そこの教授とタクシーでご一緒したことがあります。

「やはりアメリカの医療のレベルはめちゃくちゃ高いですね」

「いえいえ、日本だって内視鏡の技術は世界一じゃないですか」

「ありがとうございます」

「でも、日本って内視鏡で異常がなかったら、症状に悩んでいる患者さんの99パーセントを、気のせいだと放っておくんだってね」

日本は内視鏡検査で病気をみつけるのは非常に得意だけれど、異常がないとわかっ

たあと、患者さんの訴えていた症状のケアはなおざり、という話は、どうやら海を渡ったアメリカまで轟《とどろ》いているようです。

日本には、ガンなどの患者さんの命を救おうと、懸命に治療にあたっている医師たちがおおぜいいます。ところが、そういった熱心な医師たちにしても、命に直接関係のない場合、患者さんにがまんを強いるようなところがないわけではありません。

そのため、**末期ガンの患者さんたちにモルヒネを使用するようになったのも、ほかの国よりもはるかに遅れて**いました。

海外では患者さんのQOLを高めるために、不快な症状を治すことは、検査によってガンなどの病気をみつけることと同様に、医師の重要な仕事だという認識があります。ところが、日本では命を助けられるかどうかを重要視するあまり、患者さんのQOLにはあまり関心をはらわない面がみられます。

このような医療現場の状況を許している責任の一端は、患者さんの側にもあるでしょう。日本の患者さんの多くはみずからの病気の治療法について、医師の裁量に任せすぎるきらいがあります。

患者さん、とくに高齢の患者さんほど、医師は自分よりも立場が上の人間という思いがいまだにあるようです。そのため、たとえば、便秘の治療についての不満を口にしたり、センナの副作用について突っこんだ質問をしたりすることは、「先生に対して無礼なふるまい」と**口をつぐみ、治療法の選択などをすべて医師にゆだねてしまう**わけです。


がまん強いことは美徳でもありますが、自分の生活の質を大切にすることは自分自身を大切にすることにほかなりません。医師の裁量に任せるのではなく、医師の説明をじっくり聞いて、その内容を理解したうえで、治療法を自分でも選択することが大切ですし、また、自分の感じている不快な症状について、辛抱強く医師に訴えていく努力も重要です。

患者さんたちが医師に対してきちんと自己主張するようになったとき、医師たちの意識が、そして、日本の便秘治療そのものが変わることでしょう。

●そんな日本にも、32年ぶりに便秘の新薬が登場！

これまで日本の便秘治療のお寒い状況についてかなりの紙幅《しふく》をさいてきましたが、ここへきて、ようやく変化の兆しがみえてきました。

そのひとつが、２０１７年10月に医療従事者向けの『慢性便秘症　診療ガイドライン』が発行されたことです。便秘の標準的治療法を示しています。排便回数だけでなく、排便困難症も便秘であることも述べられています。

また、**センナをはじめ刺激性便秘薬は短期間の使用にのみかぎる**旨も記されていますので、習慣性のあるこれらの便秘薬の乱用に歯止めがかかることでしょう。

このガイドラインが、これからの日本の便秘治療を世界基準に近づけるための第一歩となることは、間違いないと思います。

便秘薬にかんしてもうれしいニュースがあります。２０１２年に日本でじつに32年ぶりに便秘の新薬、それも世界基準の薬が発売されたのです。ルビプロストン（商品名アミティーザカプセル）といい、小腸の末端で少しだけ水分のバランスを変えることで、便をやわらかくします。

また、2017年には、腸管内への水分分泌を促進するリナクロチド（商品名リンゼス）やナルデメジン（商品名スインプロイク）、2018年にはエロビキシバット（商品名グーフィス）という便秘薬が日本で発売になりました。

これらの薬は**酸化マグネシウムと違って、高マグネシウム血症などの電解質異常の危険性が非常に低く、**また、習慣性・依存症・薬剤耐性もありません。厳密な臨床試験がなされている点でも、効果と安全性がしっかりと証明されている薬です。

これまで長いあいだ、日本の便秘患者の方たちは足に合わない靴を履かされてきたようなものです。新薬はそのような方々に、酸化マグネシウムとセンナ以外の選択肢を用意することができます。日本の便秘の患者さんにもようやく希望の光がさしてきたようです。

第3章

なぜ「便」が思うように出ないのか？

便がつくられるまでの道のりを知ろう

口腔から肛門までが消化器官

不快感をもたらし、私たちの行動を制限し、あるいは、死の引きがねにすらなりえる便秘ですが、すでにふれたように、一部の重症の方たちをのぞけば、するりと便が出ていた、あの爽快な日々に戻れ、あるいは、完全には戻れないまでも、大幅な改善が期待できるのです。

便秘の解消や改善を可能にするためにも、まずは便秘の正体を知っておく必要があるでしょう。本章では、便秘とは何か、その医学的事実について、最新の研究結果もまじえつつ、じっくりとみていくことにします。

が、その前に、便秘についてより深く理解していただくために、そもそも口に入れた食べものがどのような経緯をたどって、似ても似つかぬ形状をした便へと変わっていくのか、その過程について考えていきましょう。

食べたものが便になるまでの、精緻《せいち》、かつダイナミックなプロセスを楽しみながら読み進んでいただければ幸いです。


食べたものは**口腔《こうこう》から肛門までの「消化管」という1本に連なった管をとおって、最終的に便として排出**されます。

消化管は口腔、食道、胃、小腸、大腸、肛門からなり、全長は9メートルほど。私たちの体を縦に5、6周するほどの長い器官です。

食べものは数多くの分子が集まった高分子物質です。この高分子物質が消化管の中を進むにつれて、消化酵素や消化液などの作用を受けて、分子数のより少ない低分子物質の栄養素へと分解されていきます。

これが「消化」といわれる現象です。

消化された栄養素は腸の壁から吸収され、大半は血液中にとりこまれて全身の細胞へと送りこまれ、私たちが生きるうえで必要なエネルギー源として消費されます。そして、消化しきれなかった残りカスが便として体外へ排泄《はいせつ》されるのです。

口からはいった食べものが残りカスの便として排出されるまでの時間は、1～4日間。そのスタート地点が、消化管の入口である口腔です。ここから9メートルにわたる長い旅路が始まります。

口腔でのおもな仕事は、食べものをこまかく噛み砕くことで、「機械的な消化」といえます。このとき、噛むことで唾液が分泌され、唾液に含まれるアミラーゼという消化酵素によって、一部ではありますが、でんぷんが麦芽糖《ばくがとう》に分解されます。

こまかく噛み砕かれ、唾液と混じってドロドロになった食べものは咽頭《いんとう》をへて、食道へ送りこまれます。

食道は直径2センチほど、長さ約25～30センチ前後の管です。食べたものはこの管をとおって胃に到達します。時間にしてわずか数秒。ストンと落ちる感じです。

口に入れたものはどこを進む？

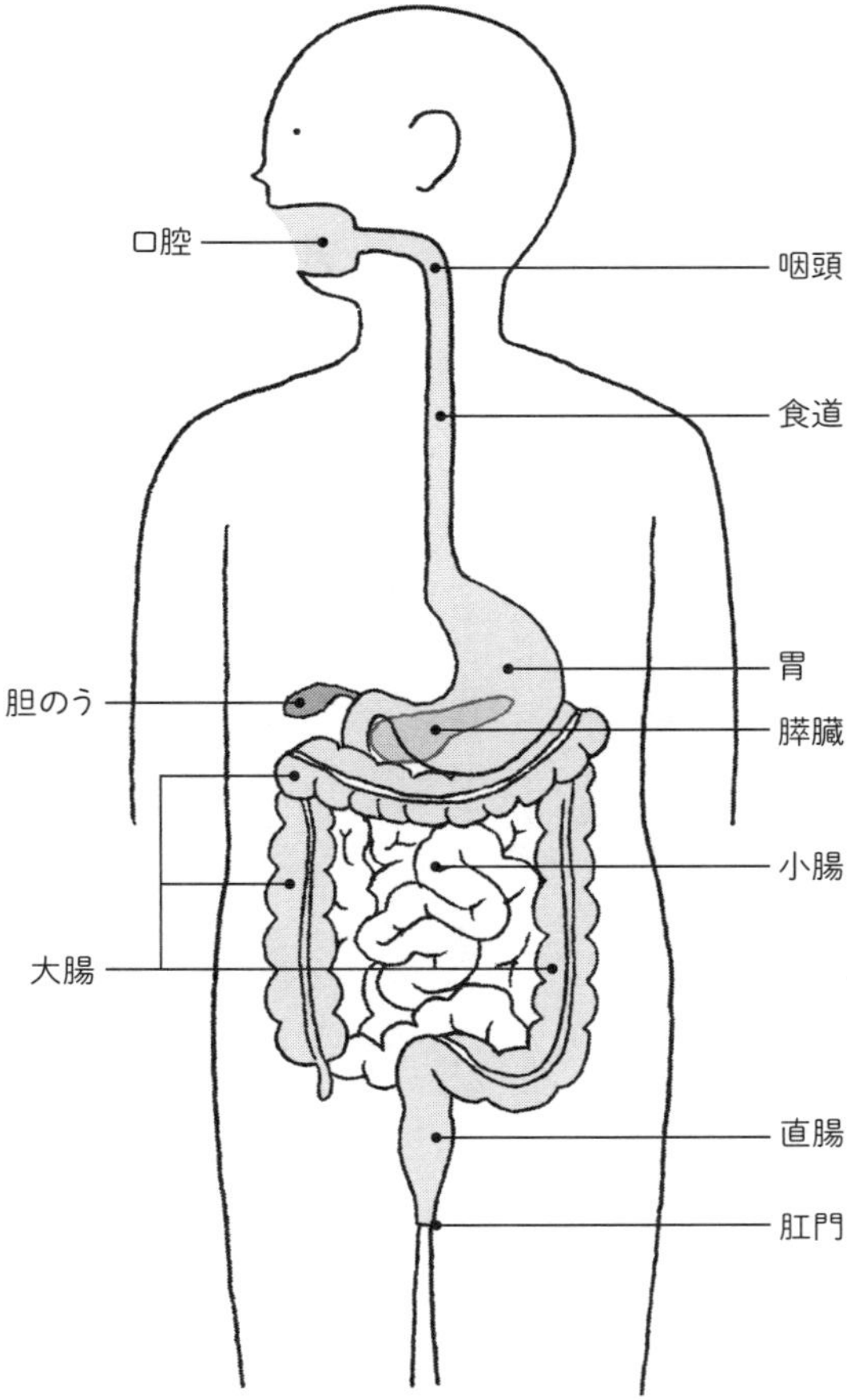

強い酸性の胃液が食べものを消毒殺菌する

胃は消化の第一段階をになう臓器です。

「胃袋」といわれるように、胃は食べたものをためておく袋のような臓器です。この袋はゴムのように自在に伸び縮みして、食べものがはいっていないときにはペチャンコですが、食道から食べたものがくると、大きく膨らみます。

膨らんだ胃の内壁からは大量の胃液が分泌され、その量は1日1・5〜2・5リットルにもおよびます。胃液に含まれる代表的な物質が胃酸です。

胃酸は、イコール塩酸です。pH1・5ほどのきわめて強い酸性度の塩酸という「劇薬」が、食道からの飲食物に含まれる細菌やウイルスなどをほぼすべて殺し、食べたものを安全な状態にして、つぎの小腸へと送るのです。

胃液にはまた、ペプシンといわれるタンパク質分解酵素も含まれています。ちなみに、胃で分解されるのは、タンパク質だけ。

胃は「攪拌器《かくはんき》」ともいわれ、食べものがはいると、活発な攪拌運動を始めます。つまり、**胃袋ごとギュッギュッと収縮と弛緩をくりかえすことで、飲食物と胃液とをかきまぜて、混ぜあわせ、ドロドロの粥状《じゅくじょう》にしていく**のです。

ドロドロの粥状のものがある程度たまったら、今度はうねるような蠕動《ぜんどう》運動によってそれらを順次、小腸へと送りだします。

ところで、pH1・5の塩酸という強い酸にさらされているのに、胃がとけてしまわないのはなぜなのでしょう。

胃液に含まれている粘液が胃の表面の粘膜層をおおい、分厚いバリアとなって、胃の細胞を強い酸からしっかりと守っているためです。

小腸は消化・吸収のメイン舞台

小腸は消化と吸収のメイン舞台となる臓器です。

くねくねと曲がりくねっている小腸を伸ばすと、6メートルにもおよび、9メートルの消化管の、じつに3分の2を小腸が占めているのです。長い小腸の前半部分では

十二指腸の働きとは?

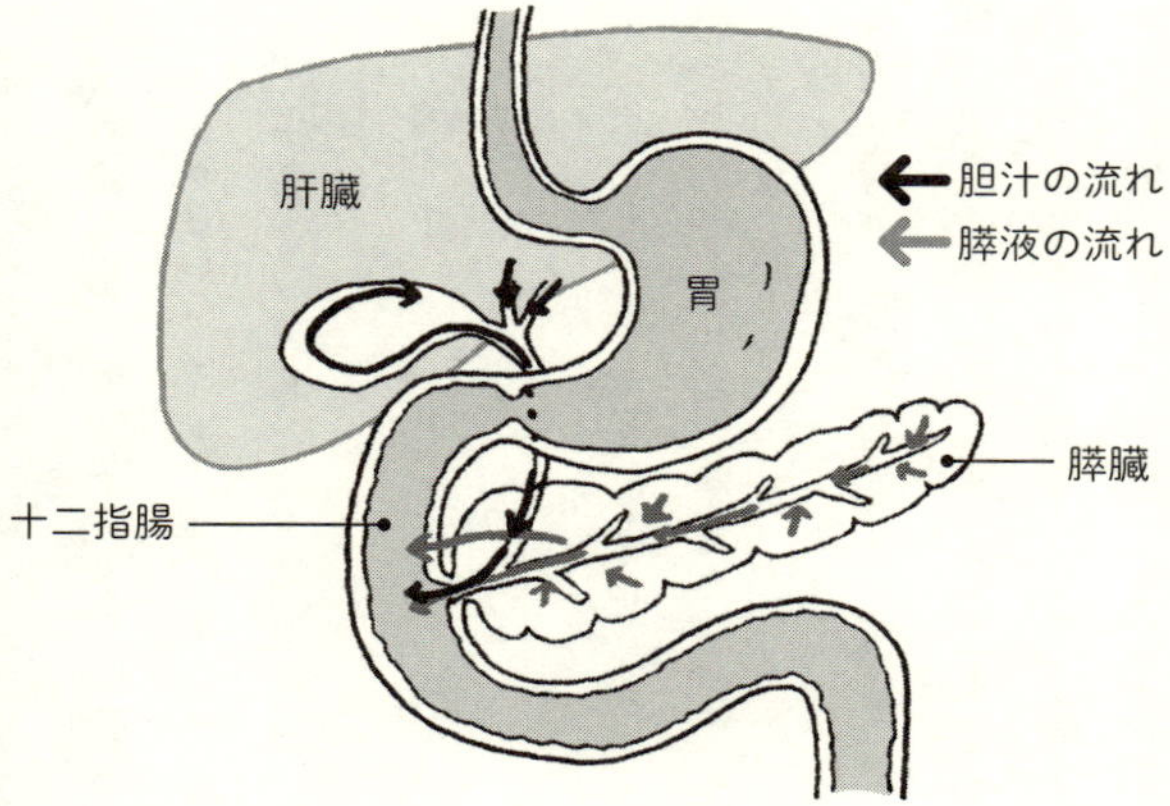

消化をおこない、後半部分では栄養素の吸収に専念しています。

小腸の入口にあたるのが、十二指腸です。胃の出口から手の指を横に12本並べた、25センチほどの長さがあることから、このよび名がつけられました。

十二指腸に、胃から食べものがはいってくると、2種類の消化液がどっと流れこみます。肝臓でつくられ、胆のうでたくわえられている胆汁《たんじゅう》と膵臓《すいぞう》から分泌される膵液《すいえき》です。

胆汁は脂肪の分子を包みこんで、水になじみやすい状態にして分解します。**口腔でも、胃でもまったく分解されなかっ**

た脂肪が、十二指腸で胆汁の力を借りて、はじめて分解されるのです。

十二指腸に流れこむもうひとつの消化液、膵液にはさまざまな消化酵素が含まれています。

三大栄養素のうちタンパク質は胃液のペプシンによって、また、炭水化物の一部も唾液中のアミラーゼによって、それぞれすでに分解されていますが、小腸では、膵液中の消化酵素によって、さらに吸収しやすい形へと分解されていくのです。

小腸には、肝臓や膵臓からの消化液が流れこむだけではなく、小腸自体がつくった消化液もあります。十二指腸の少し先の、空腸とよばれる部分から分泌されている腸液がそれで、おもにタンパク質をアミノ酸に変える働きをしています。

ところで、胃から送られてくる粥状の内容物は胃酸まみれです。小腸は溶けてしまわないのでしょうか。

よくしたもので、胆汁も膵液も腸液もすべてアルカリ性であるため、塩酸の混じった強酸性の食べものも十二指腸でしっかりと中和されるのです。

小腸の消化作用はこのような消化液によるものだけではありません。

小腸の粘膜をおおっている細胞の細胞膜には、さまざまな消化酵素が存在し、それらが、消化液によって分解された食べものをさらに小さく分解して、**腸壁から吸収できるサイズの超低分子の「最終分解物質」**、つまり、**栄養素に変えている**のです。

●小腸の表面積はテニスコート一面分にもなる

最終分解物質のごく一部は大腸からも吸収されますが、ほぼ100パーセントが小腸の腸壁から吸収されています。**小腸は食べたものから得た栄養素を吸収する唯一の臓器**といっていいでしょう。そして、その小腸には、できうるかぎり多くの栄養素を吸収するための仕掛けがあります。

腸壁の表面には無数の極小の突起がびっしりと並んでいるのです。天文学的な数のこれらの突起によって、**腸壁の表面積はテニスコート一面分ほどにまで拡大**されます。これだけの表面積があれば、消化された栄養素のほとんどすべてが吸収されつく

小腸の構造とは?

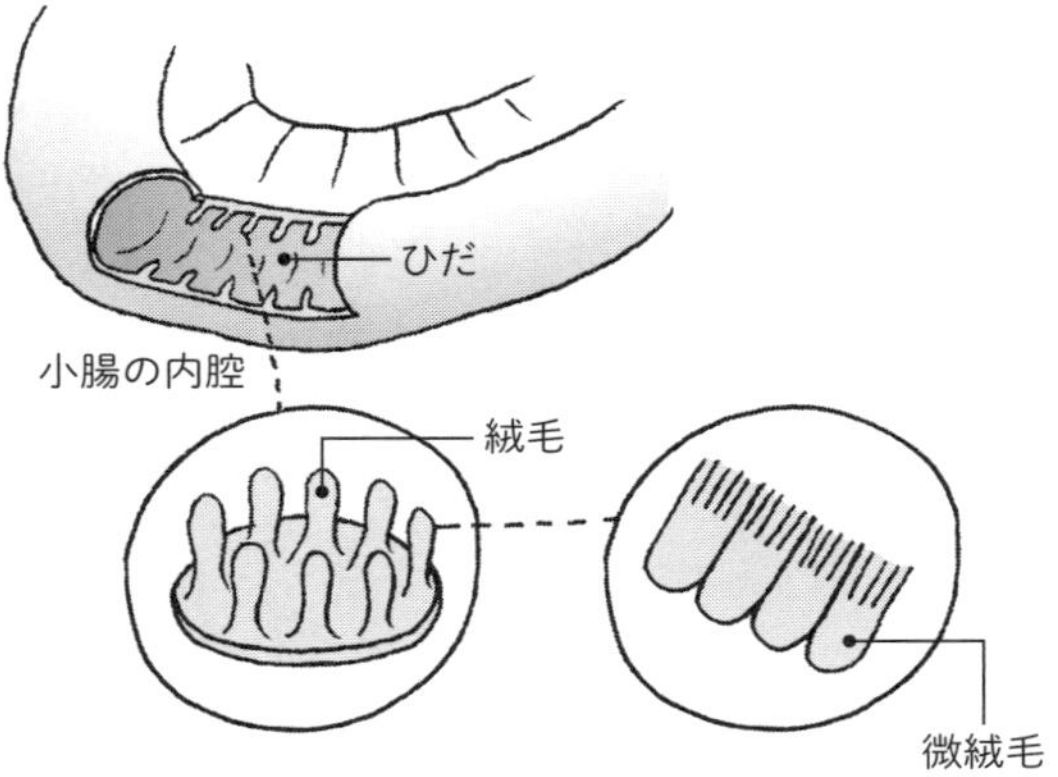

されることは、容易に想像がつくでしょう。

天文学的な数の突起のおかげで小腸の吸収力は劇的に高まり、食物からとった炭水化物やタンパク質、脂肪、ビタミンなどの栄養素は小腸の壁からほとんど吸収されつくすのです。

ところで、すでにお話ししたように、小腸には消化のための消化液が大量に流れこみ、小腸自体でも腸液を分泌しています。

その量は1日に換算すると約7リット

ルとなり、さらに、コーヒーや緑茶、スープなど、口からはいる飲料物が平均して2リットルほどです。**1日に9リットルもの液体が小腸を通過する**のです。

1リットルのペットボトル9本分。かなりの量です。これらの水分のほとんどは小腸および大腸で再吸収され、便として排泄されるのはわずか約200ミリリットルでしかありません。

大腸の大きな仕事は大量の水分を吸収することと、そして、もうひとつ、便をつくることです。

というわけで、いよいよ便づくりの本丸、大腸へと移りましょう。

便づくりのスペシャリスト「大腸」がやっていること

大腸では水分を吸収しながら、内容物をこねている

大腸は長さ約1・5メートル。小腸の4分の1ほどですが、太さは小腸の倍ほどの直径が約5~8センチ。小腸にみられる突起はなく平坦で、表面には水分を吸収するための細胞と、粘液を分泌する細胞とがびっしり並んでいます。

大腸は小腸からやってきた、じゃぶじゃぶの液体をちょうどいい硬さの固体に変える便の製造工場で、同時にそこでは、つくった便を排泄することもおこなわれています。そのため、便秘の直接的な原因の大半が、大腸の機能の低下や不具合によります。

大腸を構成しているのは、盲腸、結腸、直腸の3つです。

このうち、大腸の入口にある盲腸は、草食動物ではセルロースを分解する器官として発達しましたが、ヒトや肉食動物では退化してしまい、消化・吸収の働きはしていませんので、このさい無視して、結腸と直腸について説明していきましょう。

結腸は小腸に近いところから順に上行結腸、横行結腸、下行結腸と続き、最後がS状結腸です。S状結腸の先にあるのが直腸で、長さは15〜20センチほど。直腸と肛門の境目には、歯状線といわれるギザギザの線があり、その下には2〜3センチほどのほそい肛門管とよばれる管が続いています（112ページのイラスト参照）。

便をつくっているのはS状結腸以外の結腸であり、直腸はその便をためて、かつ、肛門と協調して動いて、排泄する働きも担っています。

では、結腸では具体的にどのように便を形成しているのでしょうか。

さきほど述べたように、小腸を通過してきた消化液などの水分の総量は約9リット

大腸はどうなっている?

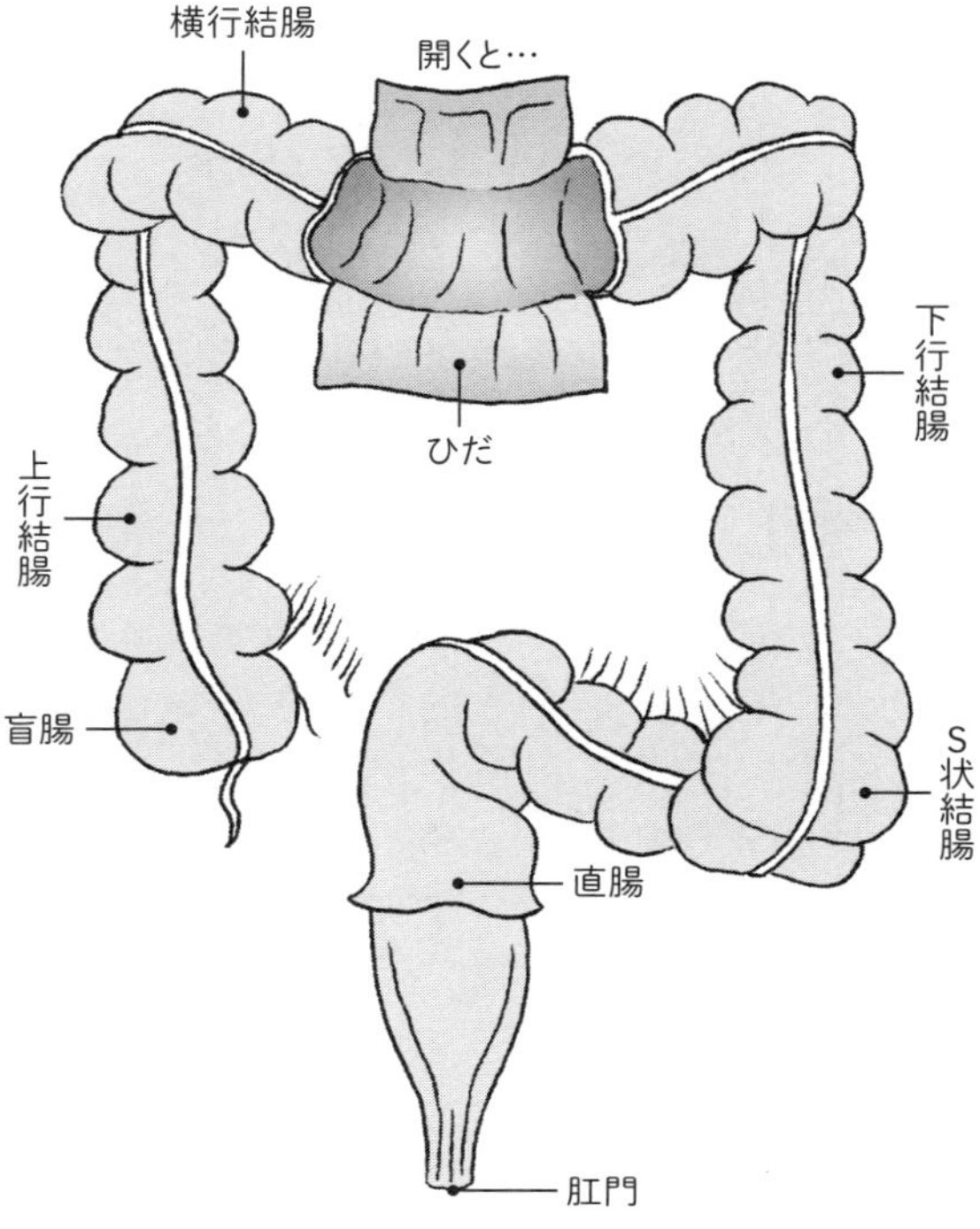

ル。この中には食物繊維をはじめとした未消化の食物や、消化管の上皮などが含まれています。大腸はそれらを内容物として、大量の水分を吸収しながら便をつくっているのです。

このとき、ただ水分を吸収するだけでは、内容物はパサパサになってしまい、固形の便はつくれません。そこで、大腸はあることをしています。

水分を吸収しながら、こねているのです。パスタをつくるときには、小麦粉に水を足してこねなければ形になりません。それと同じです。

大腸の結腸部分は、膨らんではくびれるという蛇腹《じゃばら》状をしています。膨らんだ部分は、内容物がはいってくると、両端のくびれ部分の筋肉が直径ほぼゼロになるまで収縮して、内容物を囲いこみます。

同時にこのとき、大腸の内壁の輪走《りんそう》筋という筋肉も収縮して、外からギュッ、ギュッと圧をかけて内容物をこねるのです。

こねているときに、ガスが発生します。この**ガスは、くびれの肛門に近い側の、針**

の孔《あな》ほどの隙間から出ていって、最終的に肛門からオナラとして排出されます。

こうして蛇腹と蛇腹のあいだをいったりきたりしながら、大腸のあちこちで日がな一日、便をこねて、固めているのです。この動きを「腸の振り子運動」といいます。

小腸からはいってきたばかりの上行結腸では液状ですが、蛇腹と蛇腹のあいだをいったりきたりしながらこねられているうちに、横行結腸ではゲル状となり、つぎに下行結腸へ運ばれるころには半固形状となり、最終的に固形便ができあがります。

以上の過程で、忘れてはならないのが、腸壁の細胞から分泌される大量の粘液です。粘液が混ざることによって、便に粘り気と照りが加わってすべりがよくなり、排便のさいも肛門からラクにするりと出すことができるのです。

水分を吸収され、こねられ、粘液をたっぷりまぶされてできあがった便は、その一部がS状結腸に運ばれます。S状結腸は、ふだんは縮んでいますが、便がはいってくると、伸びて便をたくわえ、そして、しかるべきときがくるのを待ちます……。

直腸に便がはいったとき、はじめて便意が起きる

大腸の振り子運動によってつくられた便は、大腸の大蠕動《だいぜんどう》といわれる動きによって直腸へ送りこまれます。大蠕動はふつう1日1回、朝ごはんを食べたあとに起きますが、1日数回ある人もいます。

大蠕動はチューブをしぼるときのようなダイナミックな動きを示します。この動きによって、結腸にある便は出口へと移動させられ、直腸へと送りこまれるのです。

直腸の表面にはセンサーがついています。便がはいってくると直腸は膨らみ、この伸展刺激をセンサーが察知して、その情報が脳へ送られます。そうして私たちははじめて便意をもよおし、「トイレへいきたい」と思うのです。

便は最終的にどこから出る？

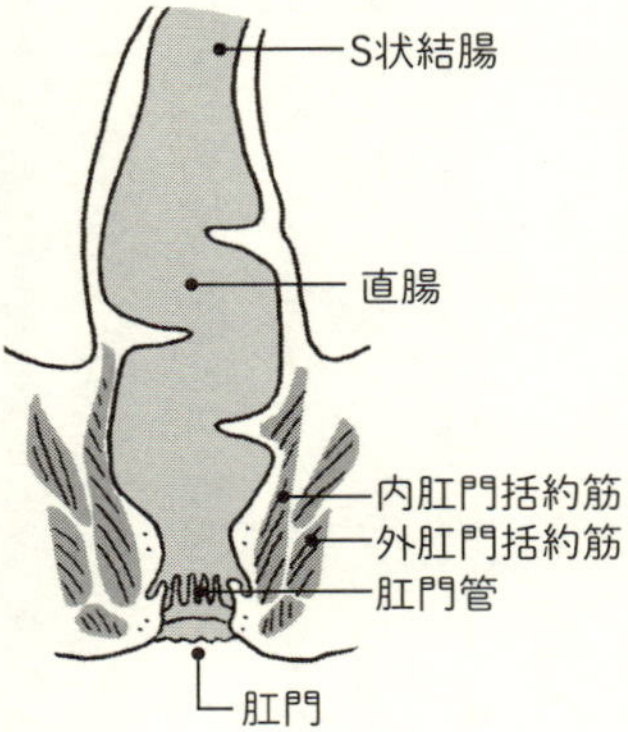

排便のメカニズムとは?（横から見た図）

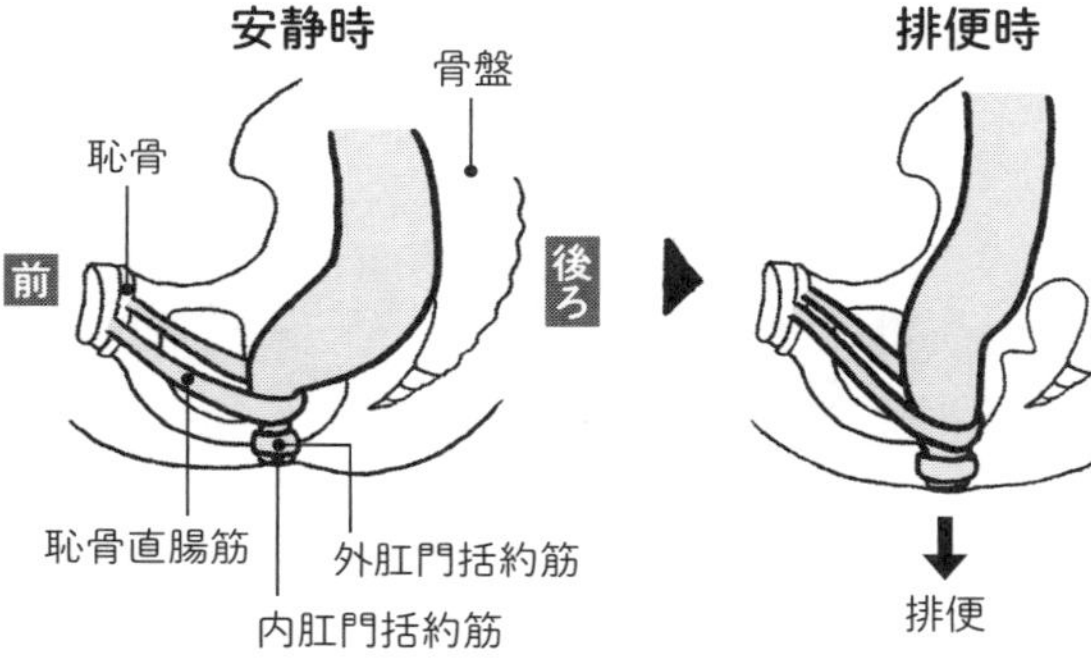

直腸以外の結腸部分にいくら便がたまっていても、便意をもよおすことはありません。**便意を覚えるのは、大蠕動が起きて、便が直腸にはいったときだけ**なのです。

便意をもよおしたからといっても、ところかまわず脱糞する鳥たちとは違い、私たちはトイレにいって、しゃがむまでがまんできます。排便のタイミングを自分でコントロールできているわけで、考えてみれば、たいしたものです。

これを可能にしているのが、ひとつには恥骨直腸筋《ちこつちょくちょうきん》という筋肉の存在です。

113ページのイラストをみてください。恥骨直腸筋は恥骨の内側から始まり、直腸の背後をループ状に囲んで恥骨へ戻っている筋肉です。ちなみに、恥骨は臍《へそ》の20センチほど下で、生殖器のすぐ上にある骨を指します。

恥骨直腸筋は、ふだんは収縮しているので、この筋肉に引っぱられる形で直腸は前方へ「くの字」に曲がっていて、そのおかげで、直腸の中の便がめったやたらと出てくるようなことはないのです。

封筒を2つ折りにしておけば、逆さにしても中の10円玉が落ちないですむのと同じ理屈です。

排便をコントロールしているものにもうひとつ、肛門括約筋《こうもんかつやくきん》があります。肛門管は2種類の括約筋にとりかこまれています。内肛門括約筋と、その外側を走る外肛門括約筋です（112ページのイラスト参照）。

内肛門括約筋は自律神経の支配下にあり、自分の意思では動かせない不随意筋。反対に、外肛門括約筋は随意筋で、自分の意思によって動かすことができます。

ふだんはこの2つの筋肉は収縮しているので、肛門管は閉じていますが、便が直腸にはいって便意を覚えると、まず自律神経のコントロール下にある内肛門括約筋がゆるみます。でも、このとき、トイレにいって座るまでに便が漏れてしまっては大変です。そこで、**自分の意思で外肛門括約筋をキュッと締めて、がまん**します。

つまり、決められた場所以外で排便しないように、恥骨直腸筋と肛門括約筋という二段構えで私たちは排便をコントロールしているのです。

「排便」は腹圧と筋肉の共同作業

9メートルもの長い旅もようやく終着点にたどり着きました。

大腸の大蠕動によって便が直腸へとしぼりだされて、便意をもよおし、トイレへいって座ります。さあ、つぎはどうなるのでしょう。

トイレに座ると、私たちは腹筋をリズミカルに収縮させて腹圧を上げます。こうすることで直腸が外から収縮させせられるのです。

そのとき、恥骨直腸筋もゆるんできて、それまで引っぱられて前方へ**「くの字」に**

曲がっていた直腸がまっすぐ下へ伸び、同時に、外肛門括約筋もゆるめられて肛門が開き、まずガス、つまりオナラが先陣を切り、つぎに便が出てくるのです。

排便はこのように、腹圧、恥骨直腸筋、肛門括約筋の3者の協調的で調和のとれた動きによってなされるのです。

●胆汁酸は体の中にある「自然の便秘薬」

大蠕動によって結腸にある便は、チューブからペーストがしぼりだされるように直腸へと送りこまれるわけですが、このようなダイナミックな動きを可能にしているものがあります。胆汁酸です。

胆汁は肝臓でつくられる消化液。小腸の十二指腸へ向けて分泌された胆汁は、脂肪を分解する働きがありましたね。

胆汁の主成分である胆汁酸は、その95パーセントほどが小腸で吸収されます。そして、残りの約5パーセントが食物繊維に絡めとられて大腸まで運ばれるのです。

大腸にはいった食物繊維は、そこに棲《す》みついている腸内細菌によって分解され、そのおかげで、胆汁酸は食物繊維の縛りから解き放たれて、そして、大腸を強力に動かすという仕事をスタートさせます。

胆汁酸の働きはそれだけではありません。肛門からするりとラクに便が出るようにするには、その便がなめらかで、すべりのよい状態でなければなりません。そのために、大腸からは大量の粘液が分泌されているわけです。

アメリカのジョージア工科大学のパトリシア・ヤン教授は、「粘液がなければ、ヒトは排便に何時間もかかることになる。それほど粘液は重要である」と述べています。スムーズな排便になくてはならないこの**粘液の分泌を促しているのも、胆汁酸**なのです。

胆汁酸は大腸を強力に動かし、おまけに、なめらかな便をつくるための粘液の分泌を促してさえいるのですから、その働きぶりには、ただただ脱帽させられます。

胆汁酸は自然がつくりだす便秘薬。**私たちは体の中に胆汁酸という自然の便秘薬をもっている**のです。

しかし、私たちの体には、はじめからこのようなすぐれた「便秘薬」がそなわっていたわけではありません。もともと私たちの体には小腸しかなく、大腸はなかったと考えられています。小腸だけしかないころは、食べたものを消化・吸収したら、そのつど、ところかまわず脱糞していたはずです。

これでは何かと不便だったでしょうし、あちこちに便をすれば、ほかの動物たちに居場所を突きとめられて、おそわれるリスクが高くなります。

そのため、進化の過程で、便をたくわえるための大腸が必要になったのでしょう。大腸という新しい腸を小腸にくっつければ、簡単に便をたくわえることができますので。

ただ、たくわえた便は、いつかは外へ出さなければなりません。そのためには大腸を動かす必要があります。

どうやって大腸を動かせばいいのか……。その答えが、胆汁酸でした。

つまり、胆汁酸に反応する構造を大腸にあたえることによって、すばらしい新システムをつくりあげたのです。それも、小腸でさんざん使って残った「カス」を活用して、大腸を動かし、粘液の分泌を促すことまでやってのけたというわけです。

便の80パーセントは水分でできている

肛門から無事に出てきた便についても簡単にふれておきましょう。

健康な人では、便の80パーセントが水分で、残りの20パーセントが未消化の食べものやはがれおちた腸粘膜、腸内細菌やその死骸などで占められています。

80パーセントもの水分を含んでいるとは、意外に思われるかもしれませんが、これだけの水分を抱えこんでいるからこそ、硬すぎることのない便が肛門からラクにするりと、快適に出ていってくれるのです。

便が茶色をしているのは、おもに胆汁です。**ひと口に茶色といっても、日によって微妙な違い**があります。これは、**便が結腸を通過するまでの時間の違い**によります。

短時間に通過すれば、腸壁から吸収される水分は少なく、便に含まれる水分量が多くなり、その分、胆汁酸の濃度が薄まって、便の色も薄くなるのです。

反対に、結腸での滞留時間が長くなれば、便から水分がそれだけ多く吸収されてしまい、胆汁の濃度が増して、便の色も黒っぽくなります。

便のあの独特なニオイはどこから生まれるのでしょう。

ニオイのもとは酪酸をはじめとした有機酸です。有機酸は腸内細菌の善玉菌であるビフィズス菌などによってつくられ、大腸を動かすエネルギーとなる物質で、ただし、有機酸だけなら悪臭というより、どこかほんわかとした、温かみのあるニオイといえるでしょう。

ところが、便秘が続いていたりすると、腸内細菌のうちの悪玉菌が活発になり、それらが硫化水素やインドール、スカトール、アミンといった物質をさかんに発生させます。これが便に特有の悪臭のもととなります。たとえば、火山のそばなどでは、卵の腐ったような悪臭がしますが、あのニオイのもとが硫化水素です。

そして、硫化水素やインドール、スカトール、アミンなどに有機酸のニオイが合体したとき、例の耐えがたい悪臭を放つことになります。

便秘が続くと、便が臭くなりますが、これは悪玉菌が増えて、硫化水素などの悪臭のもととなる物質が増加するためなのです。

便検査が血液検査にとってかわる日がくるかもしれない

汚い、臭い、と便はとかく敬遠されがちですし、消化・吸収されなかった食べカス、残りカスにすぎない、と軽んじられているきらいもあります。

しかし、**便は私たちの健康状態を教えてくれる貴重な情報源**でもあります。実際、多くの動物たちは地面に転がっている便のニオイを嗅いで、動物の種類や年齢、性別、健康状態などの情報を得ているともいわれています。

私たちの便も、たとえば、最近の研究によってすでに、ある種の**腸内細菌が動脈硬化の原因物質を産生している**ことがわかっています。便の中のその腸内細菌や死骸を検査することで、動脈硬化の診断や予防に役立つことも十分に考えられます。

便を詳しく調べれば、その中に発ガン性物質や生活習慣病の原因物質などをみつけられる日も、近い将来くるはずです。

便を分析すれば、健康状態がわかる——。

そのような日がくれば、さまざまな病気の治療や予防に便を役立てることができるでしょう。今後の研究成果を待ちたいものです。

腸内細菌はいったい何をしているのか

100兆以上の腸内細菌がうごめいている

大腸は便をつくり、それを排泄するのに食物繊維や胆汁酸の力を借りていますが、それらとともに、腸内細菌の助けが不可欠になります。

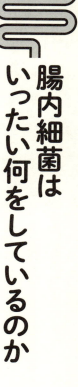

腸内細菌は数にして100兆以上、種類は3万種、重さは1・5〜2キログラムにもおよびます。同じ腸でも、小腸にはほとんどいなくて、ほぼすべてが大腸に生息しています。小腸は細菌が棲みつくには動きが速すぎますが、大腸の動きはゆったりとしていて、細菌にとって生息しやすいのです。

川にたとえれば、小腸はさしずめ、五月雨《さみだれ》を集めて早し……の急流で知られる最上川で、対する大腸は、荒川の河口といったところでしょう。

全身にある細胞数が60兆個といわれます。わずか直径5〜8センチ、長さ1・5メートルの大腸という管の中では、全身の細胞よりも多くの腸内細菌がうごめいているのです。**腸内細菌の生息する大腸は、それ自体がひとつの小宇宙**ともいえるでしょう。

腸内細菌たちは種類ごとに群れをなして棲み、そのカラフルで整然と並んだ様子は、まるできれいなお花畑のようです。そのため、大腸に棲みついている腸内細菌たちは「腸内フローラ」（フローラはラテン語の「花畑」の意味）ともよばれています。

お母さんのおなかにいるときには、腸内細菌はまだ棲みついていません。生まれてはじめてお母さんのおっぱいを吸ったときに、大変な勢いで口から細菌がはいってきて、消化管をくだっていき、大腸に定着します。

定着した腸内細菌はヒトにとって**有益な働きをする善玉菌と、害をあたえる悪玉菌、そして、どっちつかずの日和見菌《ひよりみ》とに分類**できます。

みなさんがご存じの乳酸菌やビフィズス菌は代表的な善玉菌です。悪玉菌が増えないように悪玉菌の働きを抑えるなど、腸の状態を整えるために日々戦っています。

悪玉菌はブドウ球菌や、毒を有する大腸菌（有毒株）、ウェルシュ菌など。腸内を腐敗させたり、細菌毒素をつくったりといったワルサをする不届きものです。

日和見菌には毒のない大腸菌（無毒株）、バクテロイデス菌、連鎖球菌、クロストリジウム・ディフィシル菌などがあります。日和見菌は悪玉菌の一種です。

ふだんは善玉菌に抑えこまれて、おとなしくしていますが、なんらかの原因で善玉菌の数が減ると、とたんに勢いづいて、悪玉菌としての本性をあらわにするのです。

これら3種類の腸内細菌のバランスの状態を腸内環境といいます。

人間社会でもいい人もいれば、悪いやつもいます。そういったさまざまな人間が集まってひとつの集団となったとき、私たちは法律をつくったり、その法律を破る人間を罰したりといったことをしながら、集団の平穏と平和が保てるように日々、知恵をしぼり、工夫を凝らしています。

腸内細菌でも同様のことがいえます。100兆もの細菌が集まった集団では、ある種のルールのようなものがあり、善玉菌は悪玉菌が悪いことをしないように睨《にら》みをきかし、あるいは、力技で日和見菌を抑えつけて、大腸内の集団社会を平和な状態に、つまりは、健康な状態に保っているのです。

大腸に棲みついている腸内細菌は、私たちの体にいいことも、悪いこともしています。それでも、3万という非常に多くの種類がいるため、1種類や2種類の腸内細菌になんらかの異変が生じても、全体の調和が大きく乱されることはなく、調和が保たれているのでしょう。

ところが、食事や薬、病気などいろいろな原因によって、腸内細菌の種類が大幅に減ってしまうケースもあります。すると、腸内細菌のバランスがくずれはじめ、腸内環境が悪化してきます。

たとえば、抗生物質を服用すると、善玉菌が減ってしまいます。すると、ふだんはおとなしくしているクロストリジウム・ディフィシルという日和見菌が増えだして、偽膜《ぎまく》性大腸炎という大腸炎を起こすことがあります。日本やアメリカで院内感染が大きな問題になっていて、下痢をともない、死にいたることもある恐ろしい病気です。

最近の研究によると、ある種の悪玉菌が動脈硬化症を引きおこす物質を産生することもわかってきました。

このように、腸内細菌のバランスがくずれて、**腸内環境が悪化すると、健康が損なわれますし、最悪の場合、死にいたることもある**のです。腸内環境は私たちの健康に大きくかかわり、そして、便通においては食物繊維、胆汁酸とともに決定的な役割を演じているといえるでしょう。

ビフィズス菌は大腸が動くためのエネルギーのもとをつくる

胆汁酸は私たちの体にそなわった自然の便秘薬でした。けれど、**胆汁酸が自然の便秘薬として大腸で活躍できるのも、ひとつは食物繊維が助けてくれているおかげ。**

つまり、小腸で吸収されずに残ったわずか5パーセントの胆汁酸を食物繊維が絡めとって、大腸まで運んでくれるおかげです。

けれど、大腸までくることができても、食物繊維が絡まったままでは、胆汁酸は身動きできません。そのとき、食物繊維から胆汁酸を解き放つのが、腸内細菌なのです。**腸内細菌が食物繊維を食べてくれることで、胆汁酸は自由の身となり、自然の便秘薬として機能する**ようになるのです。


さて、胆汁酸は大腸を動かしますが、そのためにはエネルギーが必要となります。そのエネルギー源となるのが酪酸《らくさん》、乳酸、プロピオン酸などの有機酸でした。大腸の細胞が有機酸を栄養分としてとりいれることで、大腸は動くためのエネルギーを得ているのです。

では、そもそも有機酸をつくっているのは？　やはり腸内細菌であり、具体的には、善玉菌のビフィズス菌なのです。

つまり、ビフィズス菌が有機酸を産生し、その有機酸を大腸の細胞が栄養分としてとりいれてエネルギーにします。

そして、胆汁酸に刺激された大腸はこのエネルギーを使って、自らを動かしているのです。

腸内細菌がセロトニンの量を調整し、便秘や下痢を防ぐ

セロトニンは「幸せ物質」ともいわれ、感情をコントロールして、気持ちを安定させ、おだやかな気分にする脳内の神経伝達物質として広く知られています。

けれど、**脳にあるセロトニンは全体のわずか2パーセントにすぎず、セロトニンの90パーセントは大腸に存在している**のです。

セロトニンは大腸では腸の大蠕動を助けるという重要な働きをしています。セロトニンが増えすぎると大腸が過度に動いて下痢を起こしますし、減りすぎると、大腸の動きが鈍くなって便秘になるのです。

では、セロトニンの量はどのように調節されているのでしょうか。

私たちは腸内細菌の力を借りずに、自力でセロトニンをつくっています。でも、そ

のセロトニンの量を調整しているのは、やはり腸内細菌であることが最近の研究で明らかになってきました。**腸内細菌たちが大腸の粘膜にくっついて、セロトニンの分泌量を調整していた**のです。

このように腸内細菌は私たちの便通を2つの面でサポートしてくれています。ひとつは、大腸を動かすエネルギー源となる有機酸をつくっていること、そして、あとのひとつは、セロトニンの分泌量を調整することで下痢や便秘を防いでいること。

腸内細菌という、私たちの腸に棲みついた「よそ者」は、便づくりと排便という生理現象に大きく貢献してくれているのです。

なお、「よそ者」である腸内細菌と私たちは共生関係にあり、私たち人間は腸内細菌に棲み家と、食物繊維というエサを提供していて、そのお返しに腸内細菌は、便通だけでなくさまざまな形で私たちを助けてくれています。

たとえば、ヒトが自分ではつくれないビタミン類をつくっているのも、腸内細菌です。ビタミンB2、B6、B12、葉酸、パントテン酸といったビタミンB群や、ビタミンKなどの脂溶性のビタミンを産生しています。

これらのビタミン類は止血機能を維持したり、代謝機能を適切に維持するなど、発達や健康に欠かせない重要な微量栄養素なのです。

また、最近の研究によって、ビフィズス菌がつくりだす有機酸は、免疫の調整をおこなっていることもわかってきました。

免疫力が低下すると、ガンをはじめさまざまな病気にかかりやすくなりますが、そのいっぽうで、免疫が過度に活性化すると、アレルギー症状が現れたり、リウマチや膠原病《こうげんびょう》などの自己免疫疾患を引きおこすことにもなります。

腸内細菌がつくりだす有機酸はそういった免疫の暴走を防ぎ、免疫力を適切なレベルに調整しています。

研究が進んで、腸内細菌についてわかってくるにつれ、私たちの体が機能するうえで腸内細菌が果たしている重要な役割に驚愕させられるばかりです。

なぜ便は出ないのか、出せないのか

「熟したバナナ」状の便が1分以内にするっと出るのが快便

大腸で便がどのようにつくられ、排泄されるのかわかっていただけたでしょうか。結腸の振り子運動によってこねられ、固められた便は、1日1～3回起きる大蠕動によって直腸へ運ばれて、このときはじめて便意をもよおします。そして、トイレへいって座ると、腹筋と恥骨直腸筋と肛門括約筋の3者の、調和のとれたスムーズな動きによって、便が排泄されるのでした。

大腸がこのように働いてくれれば、毎日、おつうじがあるはずなのに、なぜそうならないのでしょう。ここからはいよいよ、便秘について考えます。が、その前にまずは、「日々是、快便なり」の人たちのおつうじをみておきましょう。

快便の人の便は、熟したバナナに似ています。硬すぎず、かといって、やわらかすぎず、また、小さすぎず、大きすぎることもなく、さらに、テリのある、なめらかなテクスチャーをしています。

水分を適度に残して、粘液をたっぷり含んでいるからで、このような便は、直腸から出て、ほそい肛門管をとおるのもスムーズですし、肛門からも抵抗なく、するりと落ちてくれるのです。

便がそのような理想的な形状をしていることもあり、快便の人は便意を感じてトイレへいき、排便の姿勢をとったら、ものの数十秒で熟したバナナ状の便を1、2本出してさっさと終わります。

多少、時間がかかっても、よほどのことがないかぎり1分以内に終了するでしょう。便は完全に出きって、直腸の中は空っぽです。

ネコもゾウも排便時間はだいたい同じ?

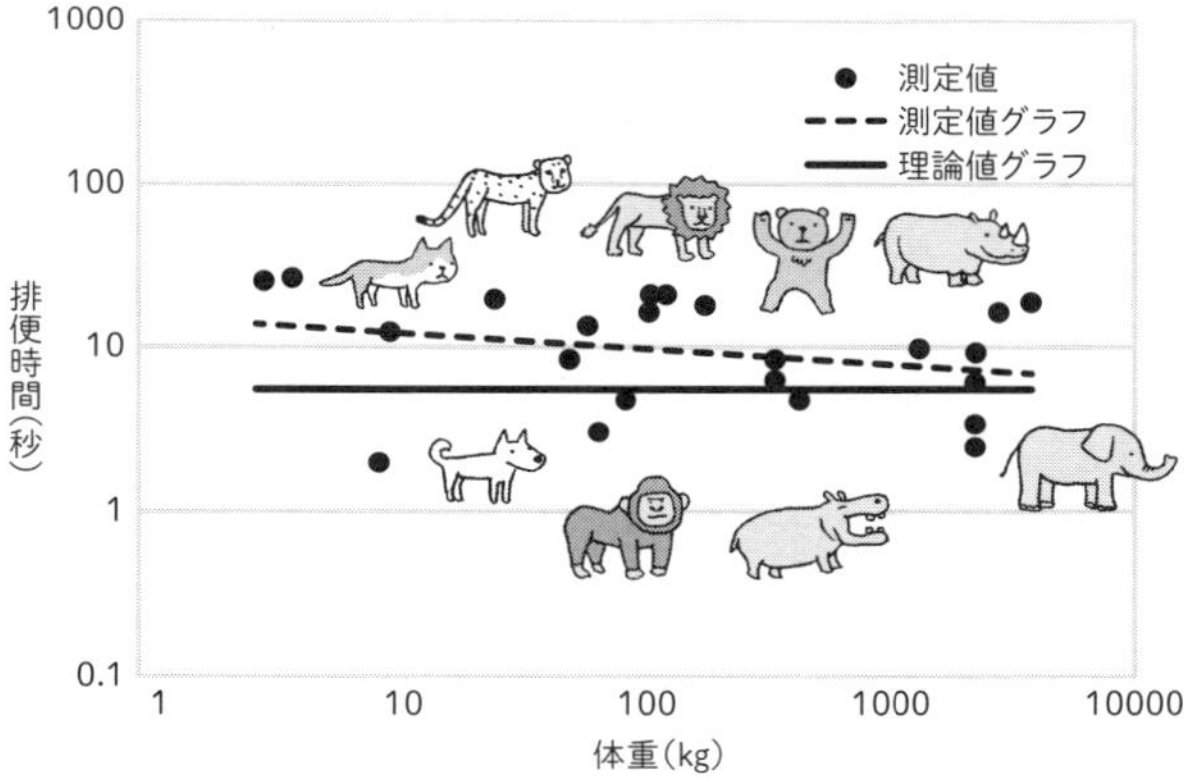

ところで、象からネズミまで、**あらゆる哺乳類は体の大きさや体重に関係なく、腹圧をかけてから平均12秒で排便を終える**ことが、ジョージア工科大学のパトリシア・ヤン博士らの研究で明らかになっています。

研究の対象になったのは、ほかにもイヌ、ネコ、イノシシ、パンダ、カンガルーなど。コロコロうんちのウサギも12秒です。

イヌやネコを飼っていらっしゃるのなら、おなかにグッと力を入れてから便が出るまでの時間を1、2、3……とカウントしてみてください。12秒以内にすべて出し終わるはずです。

もっとも、最近では食事の影響か、運動不足のせいかわかりませんが、イヌにも便秘が増えていると聞きます。

それはともかく、便秘の方からすれば、「12秒でするり」とは信じられない気持ちでしょうが、排便中は、どの動物も無防備です。長く時間をかけていては、敵からおそわれかねませんので、平均12秒ということになるのでしょう。

いまでこそ、人間にはトイレという安全地帯が確保されていますが、かつては人間もほとんど全員が12秒ほどですませていたはずです。そして、いまも快便の人では「12秒でするり」もめずらしくないのです。

●目指すべきは理想の形「ブリストル4」

するりと出るのは、硬すぎず、やわらかすぎることもなく、また、小さすぎず、大きすぎもしない、熟したバナナのような便でした。**この便を数値で示しますと、135ページのブリストル・スケールの4タイプ**となります。

「ブリストル・スケール」とは？

国際的に使用されている**便の形状を判定する指標**
大便の形状は、硬さ別に**7種類**に分類されます

欧米人	型	形状		日本人（アジア人）
硬便	1	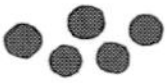	小塊が分離した木の実状の硬便。通過困難。	硬便
硬便	2	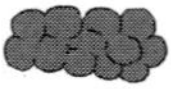	小塊が融合したソーセージ状の硬便。	硬便
正常便	3	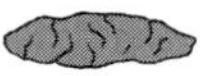	表面に亀裂のあるソーセージ状の便。	硬便
正常便	4	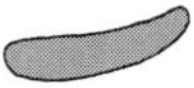	平滑でやわらかいソーセージ状の便。	正常便
正常便	5	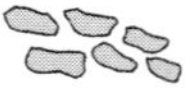	小塊の辺縁が鋭く切れた軟便。通過容易。	下痢便
下痢便	6	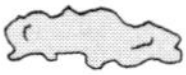	不定形で辺縁不整の崩れた便。	下痢便
下痢便	7	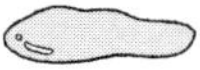	固形物を含まない水様便。	下痢便

※『慢性便秘症　診療ガイドライン2017』参照

ブリストル・スケールはイギリスのブリストル大学のヒートン教授が1997年に発表した、便の性状を判定するための指標で、現在、世界中で広く使用されています。

1〜7の7段階に分けられ、1はもっとも硬くて、ウサギの糞のような小さいコロコロの便です。数字が大きくなるにつれて便はやわらかくなり、最後の7では水のような下痢便となります。

ブリストル4はちょうどバナナのような形にみえますね。硬さも

バナナに似ています。ブリストル4が出しやすい理想形だとしても、もっとも硬くて小さいブリストル1や、水様便のブリストル7なら出やすい気がしませんか。ところがそうではないのです。

ブリストル1のウサギの糞のようなコロコロの便は硬くても小さいから、なんなく出せそうですが、じつは、**小さくなればなるほど出づらく**なります。

ラプラスの定理でいうところの、「内圧は（物質の）半径の二乗に反比例する」です。つまり、半径が小さいものほど、移動させるには強い圧力を必要としているというわけです。

極端な話、豆粒ほどのコロコロうんち1粒を、直腸から肛門管をへて出口まで出すところを想像してみてください。腹圧をいくらかけても、その小さな1粒にはうまく力がかからず、出せたものではありません。

では、ブリストル7の水様便ならどうでしょう。

水のような便なら簡単に出てもよさそうなものです。ところが、**直腸を収縮させると、中の「水」は肛門へ向けて勢いよく出ていきますが、その一部は上へもいくため、直腸に残ってしまう**のです。

このように、ブリストル1のように小さすぎても、また、ブリストル7のようなやわらかな水のような便でも、1回の排便で出しきることはむずかしく、そのため、残便感があって、何回もトイレへいきますが、そのたびに一部は出ても、一部は残る、のくりかえし。いつまでたってもスッキリできないのです。

ということで、大きさも硬さもちょうどいいのがブリストル4なのです。

ただし、欧米人と、日本人を含めたアジア人とでは、快便に感じる「正常便」が異なります。欧米人では3~5までが正常便なのに対して、アジア人のそれは4の便のみ。われわれアジア人は便にかんして欧米人よりも繊細なのでしょう、ストライクゾーンが欧米人にくらべて狭いのです。

この違いは、解剖学的な差異によるものだと思います。

直腸の下には肛門管という2~3センチほどの長さの管が続いていて、直腸にはいっていた便は肛門管をへて肛門から出ていくことになります。この肛門管がアジア人は欧米人よりも1センチほど長いのです。

肛門管は大腸から肛門まで続く管の中でいちばんほそくできていて、歯磨きのチューブでいえばキャップをかぶせる部分です。ほそい部分は便にしろ、歯磨きのペーストにしろ、とおりにくくなります。

われわれアジア人は欧米人にくらべて、いちばんほそい部分が長いのですから、便をしぼりだすのにそれだけ苦労をします。だから、ブリストル4以外を快便とはみなせないのでしょう。つまり、ストライクゾーンが狭くなるわけです。

なぜ出ないのか、出せないのか

毎日、ブリストル4の熟した便が数十秒、長くても1分以内にするりと出る人がいるいっぽうで、何日も出なかったり、出るには出るけれど、頭の血管が破れそうになるほど力まなければならなかったり、一部が残るせいで、不快な残便感に悩まされたり……と「毎日」からも、「迅速」からも、「完全」からもほどとおい人がいます。

いったい便秘の人たちの大腸などでは何が起きているのか、どのような状態になっているのか。排便回数の減少と、排便困難症の2つのタイプに分けて、それぞれについて説明しましょう。

週に排便回数が3回未満しかないのが、排便回数減少のタイプです。結腸に多くの便が滞留するために、膨満感や腹痛などを生じ、また、その間、水分がどんどん吸収されることで、便が硬くなって、排便困難が生じる場合もあります。

原因は大腸の動きが低下していること。そのために、大蠕動の力が弱くて、結腸でつくった便を直腸まで十分に送りこめないのです。

それからもうひとつ、食べる量が少なかったり、食物繊維が不足しているケースも考えられます。便のもととなる「材料」が足りないので、毎日、排出するだけの便がたまらないわけです。

いっぽう、直腸内の便を十分、かつ迅速に排出できないのが排便困難のタイプ。顔を真っ赤にして力まなければならず、力んでようやく出たとしても、直腸に一部は残ってしまい、残便感に悩まされ、また、1日に何回も排便しなければならない分割排便にわずらわされます。つまり、怒責と残便感、分割排便がこのタイプの特徴です。

このようなタイプでは、直腸を含めてその先の機能に問題があります。

まず、直腸については、直腸のセンサーの働きが低下するなどの原因で、直腸に便がたまっても便意を感じられなかったり、非常に微弱だったりするケースがあります。便意をもよおさなければ、トイレへいかないので、便は排出されることなく、直腸にたまったままの状態になるわけです。

便意があっても、直腸を十分に収縮できないケースもあります。そのため、便を完全に出せなくて、その一部が中に残ってしまうのです。

排便は腹筋と恥骨直腸筋と肛門括約筋との3者の協調的な共同作業によってなされるのでしたね。この3者のいずれかに問題があれば、排便は困難になります。

便秘の2つのタイプとは？

便秘のタイプ	原因	症状
排便回数減少型 週3回未満の排便	●大腸の動きの低下 ●食べる量の不足、食物繊維の不足	●膨満感 ●腹痛
排便困難症型 直腸内の便を十分かつ迅速に排出できない	●便意の微弱や喪失 ●直腸の収縮力が弱い ●腹筋の低下 ●恥骨直腸筋がゆるまない ●肛門括約筋がゆるまない	●怒責しなければならない ●残便感がある ●分割排便による排便回数の増加

腹筋が弱ければ、十分な腹圧を直腸にかけられません。また、なぜか恥骨直腸筋や肛門括約筋がうまくゆるまない人もいます。恥骨直腸筋がゆるまなければ、直腸は「くの字」に曲がったままで、便は簡単には出てこられません。

たとえ恥骨直腸筋がゆるんで直腸がまっすぐになっても、肛門の括約筋がゆるまないことには、肛門管で便は立ち往生。排便は困難をきわめることになります。

便秘にかかったら、かならずやっていただきたいことがあります。排便時に恥骨直腸筋がゆるんで、直腸がまっすぐになるかどうかの簡単なチェックです。

腹圧をかけながら、お尻の穴が3センチほど下がるかどうかを調べるのです。むずかしそうに聞こえるかもしれませんが、お尻の穴を意識するだけで、3センチほど下がっているかどうかは簡単に感じとることができます。


なお、排便困難タイプにはもうひとつ、さきほどの排便回数の減少によって便が硬くなって、出づらくなる場合もあります。直腸から先に問題はないけれど、排便回数の減少によって、便が硬くなり、排便困難が引きおこされるというわけです

以上のように便秘の方では、大腸の動きの低下と、そして、直腸や腹筋、恥骨直腸筋や肛門の機能不全、さらには、便のもととなる「材料不足」のいずれかがみられ、中にはそれらのいくつかが重なっているケースもあります。

では、このような状態を引きおこしている要因はなんなのでしょう。

その多くは生活習慣です。便秘は生活習慣病ともいえる現代病なのです。

便秘を引きおこす原因のほとんどが生活習慣にあった

ダイエットをすると、ほぼ確実に便秘になるワケ

終戦の1年後といえば、日本中が食糧難に苦しんでいた時期です。そのころの20代女性の1日の平均摂取カロリーは1696キロカロリー。そして、飽食の時代といわれる現代は、1628キロカロリー。なんと**いまの女性の摂取カロリーのほうが68キロカロリーも少ない**のです（2013年厚生労働省の「国民健康・栄養調査」より）。

これだけものがあふれかえっている時代に、戦後の、食うや食わずのころよりも食べる量が少ないとはどういうことでしょう。おそらく、若い女性たちの多くが熱心にダイエットにとりくんでいることが大きいと考えられます。

そして、ダイエットで食べる量を大幅に減らせば、いずれ便秘になります。

さきほどふれたように、便のもともとの「材料」が不足してしまうのですから、便の総量が少なくなりますので、排便回数が減るのは当然でしょう。けれど、**それ以上に大きいのは、便秘薬である胆汁酸の分泌量が減ってしまうこと**です。

大腸を強力に動かし、また、大腸の粘液の分泌を促すのが、自然の便秘薬、胆汁酸でした。その胆汁酸は、食べものが胃から小腸の入口、十二指腸にはいったときに、その刺激によってはじめて胆のうから放出されます。

したがって、**ダイエットをして食べる量を減らせれば、胆のうから分泌される胆汁酸の量も減少して、大腸の動きは悪くなり、十分な大蠕動が起きづらくなります。**

また、粘液の分泌を促しているのも胆汁酸。胆汁酸の量が少なくて粘液が不足すれば、すべりの悪いパサパサな便しかつくれません。そのような便では肛門からスムーズに出てくれないのです。

ダイエットをすると、たいていの人がリバウンドします。ひもじさに耐えきれずに、ある日突然、大変な勢いで食べはじめて、元の木阿弥《もくあみ》どころか、ダイエットをする前よりもさらに太ってしまうこともままあります。そして、食生活がもとに戻っても、多くの場合、便秘だけはとりのこされて、あいかわらず居座ることになるのです。

高齢者はダイエットをしなくても、日々の生活が不活発になり、全身の機能も低下するため、食事の量が減少しがちです。**70歳以降の高齢者の便秘の割合が他の年代を圧倒している原因のひとつは、この食事量の減少**といえます。

たくさん食べていても、食物繊維が不足していれば、そのこともやはり便秘の原因になります。食物繊維は、小腸に残ったわずか5パーセントほどの胆汁酸を絡めて、大腸まで送りこむ「運び屋」です。運び屋が不足していれば、便秘薬となる胆汁酸を十分に大腸へ送りこめません。

それに、食物繊維は腸内細菌の大切なエサでもありました。腸内細菌は食物繊維に絡んだ胆汁酸をそこから解き放つという重要な役目を果たしています。

食物繊維というエサが足りなければ、腸内細菌がその大切な役目を十分に果たせなくなり、大腸の動きにも悪影響をおよぼすことになるのです。

食事の量や質とともに、水分不足も便秘の原因となります。

大腸では小腸からきた約9リットルもの水分の大半が腸壁から吸収され、便に使われる水分はわずか200ミリリットル、コップ1杯ほどです。

口から飲む水の量が少なければ、コップ1杯を確保できずに、便が硬くなってしまいます。そして、硬便は排便困難症をまねく大きな原因なのです。

人はなぜ便意を失うのか

便意とは直腸の伸展刺激でした。つまり、大蠕動が起きて直腸に便がはいり、直腸が膨らむと、その刺激が脳へ伝わって私たちは「トイレへいきたい」と思います。

「トイレへいきたい」という、この自然の声がなぜか消えてしまう……。その**いちばんの原因は、トイレをがまんすること**です。

人間の体は適応力がそなわり、柔軟性に富んでいます。がまんすれば、がまんできるように、体が徐々に適応していきます。

つまり、**便意を発しても、そのたびに無視されていると、体は便意を不要なものとみなして、便意を生じないようにみずからを適応させる**のです。その結果、直腸に便がはいってきたら作動する直腸のセンサーは、その感度を低下させていき、最後には何も感じなくなって、便意が消滅します。

それにしても、なぜトイレをがまんするのでしょう――。

便意をもよおすのは、たいてい朝食後。多くの人たちにとって1日のうちでもっともあわただしく、忙しい時間帯にあたるため、便意が起きても、トイレにいく時間的な余裕も、精神的な余裕もないのでしょう。

1日1回のタイミングをとらえて、おつうじを出すというのは、忙しい現代人にとってはたやすいことではないのです。また、仕事をもっていない高齢者の中にも、人知れずトイレをがまんしている方たちがいます。

たとえば、最近では子どもや孫たちと住む高齢者も増えています。あわただしい朝に、トイレを自分だけが長い時間占領しては、みんなに迷惑がかかるから、と、便意をもよおしてもがまんしてしまう高齢者も少なくありません。

毎朝、がまんしているうちに、便意を徐々に失っていき、快便だった人も便秘になったり、便秘の人ではさらに悪化したりします。


便意は直腸の伸展刺激によって起きるわけですが、もうひとつ、肛門の状態も便意と大きくかかわっています。

肛門はそこをとおるのが気体なのか、固体なのか、液体なのかを正確に感じわけることができます。目や耳と同じように、きわめて鋭敏なる感覚臓器です。

ところが、便秘の不快感に耐えきれず、だれに教わったわけでもなく、指を肛門に入れて便をかきだす摘便を人知れずおこなっている女性を山のようにみてきました。

摘便によって肛門を傷つけると、便が通過するたびに痛みを覚えます。繊細な器官なだけに、その痛みは耐えがたく、そのため、おつうじをがまんしているうちに便意は徐々に弱くなり、ついにはほとんど感じなくなるケースもあるのです。
便秘の闇は、日本の住宅事情といい、摘便といい、じつに深いものがあります。

運動不足による筋力の衰えが便秘をまねく

デスクワークなどで座っている時間が長くて、歩くことも少ない現代人は、高齢者ばかりか若い人たちのあいだでも筋力の低下がみられます。そして、**運動不足による筋力低下は、排便困難などの便秘の大きな原因**となるのです。

便秘の診断では、直腸の状態を診るために「直腸診《ちょくちょうしん》」をおこなうことがあります。ゴム手袋と右の人差し指1本でできる検査です。直腸診のときに腹圧を調べることもあります。右の人差し指を直腸に入れたまま、左手をおなかに置いて、「おつうじを出すつもりで、力んでください」とお願いします。

ふつうなら、患者さんが力むと、腹筋が収縮するのをおなかに置いた手に感じられるのですが、便秘の患者さんの中には、その動きが手にほとんど伝わってこない方がいます。腹筋が弱っているのです。

直腸にたまった便を押しだすには、腹筋を収縮して腹圧をかけるしかありません。その腹筋の力が低下していては、直腸の便を十分に肛門へ送りこむことができなくて、直腸に残ってしまうことになります。

「完全なる排便」を阻害している要因のひとつは、腹筋の極度の低下なのです。

精神的なストレスが、便秘をまねく

精神的なストレスはおつうじの大敵です。

ある70代の女性は毎朝、決まっておつうじがあり、それも、調子のいい日では12秒以内、長くかかる日でも40秒ほどで終わるという強者《つわもの》です。その彼女があるとき、息子さんの家に泊りこんで、お孫さんの世話をすることになりました。とたんに便秘になり、それから1週間というもの、一度もおつうじがなかったのです。

ところが、最後の日の昼すぎ、「これで解放されるんだ」とホッとしたとたんに、すぐにおつうじがあったといいます。

精神的なストレスが腸におよぼす影響は、それほど大きいのです。

胃腸が活発に動くためには副交感神経が優位に働いて、ゆったりとした、くつろいだ気分でいなければなりません。そのような状態のときに、大腸は結腸のあちこちで便をこねたり、あるいは大蠕動を起こしたりして、排便を可能にします。

ところが、ストレスがかかっているときには、交感神経が高止まりの状態にあります。これでは、大腸は便をこねることも、大蠕動を起こすこともできませんので、おつうじも止まってしまうのです。

徹夜の翌日に便秘になりやすいワケ

睡眠中は副交感神経がもっとも優位に働く時間帯です。寝ているあいだに大腸は結腸のあちらこちらで、せっせと便をこねつづけて、翌朝の大蠕動にそなえます。

ところが、**睡眠時間が短ければ、便をこねる時間も短縮されて、「材料不足」で朝を迎えることになりますので、おつうじも出にくくなります。**

それだけでなく、睡眠不足だと前日の疲労が十分にとれていなくて、全身の機能も微妙に低下しているのです。快眠、快食、快便という健康のチェックポイントの一角である快眠がくずれれば、ほかの2つもうまくいきません。寝不足では食事もおいしくないし、大腸も十分に動いてはくれません。

このように寝不足は、副交感神経が活性化する時間を短縮させるだけでなく、全身的な健康度を低下させておつうじを出づらくする一大原因となります。

心身の健康があってこその快便なのです。

腸内環境の悪化が便秘を発症させる

食生活や運動、睡眠、ストレスなど、便秘にかかわる生活習慣をみてきましたが、ここであとひとつ加えておかなければならないのが、腸内細菌との関係です。

便秘は腸内細菌の状態を変える一大ファクターです。

２０１５年ベルギーの研究所が発表した研究結果によると、ブリストル・スケールをもちいて、便の硬さと腸内細菌の関係を調べたところ、**便の硬さは腸内細菌の豊富**

さ、**その組成《そせい》、腸内細菌の増殖速度と深く関係していた**のです。

たとえば、ブリストル1の硬い便とブリストル7の水様便では、その中の腸内細菌の量も種類も、増える速度もまったく異っていました。このことから、**便秘によって便の形状が変わると、腸内細菌の状態も劇的に変化することがわかった**のです。

では、逆に、腸内細菌の状態が変わると、便秘が引きおこされるといえるのでしょうか。腸内環境の悪化が便秘の原因となるのでしょうか。

結論からいえば、イエスです。つぎのような実験があります——。

便秘の人間の便をマウスに移植したところ、マウスの大腸の動きが緩慢になり、便秘にかかってしまいました。便の移植で、腸内細菌も移植されたわけですから、この実験結果から、腸内細菌の状態が変化し、悪化したことによって、便秘が引きおこされることが証明されたことになります。

さらに詳しく調べたところ、マウスのもともとの便と、移植後の便のあいだには、2つの大きな違いがあることが判明しました。つまり、移植後の便では胆汁酸と有機酸とが減少していたのです。

胆汁酸は大腸を動かし、有機酸は大腸を動かすためのエネルギーを供給している物質。**腸内細菌の質が悪化することで、私たちがもっている自然の便秘薬が減ってしまうのです。**


便秘を引きおこす直接の原因は、胆汁酸と有機酸の減少かもしれませんが、腸内細菌の質の悪化こそが、その大元の原因ではないかと推測します。

便秘を放置していると、腸内環境はどんどん悪化します。そして、そのことがさらに便秘を悪化させることになるわけです。


では、なぜ腸内環境は悪化するのでしょうか。

ひとつには加齢があります。日本人には善玉菌であるビフィズス菌がとても多いのですが、50歳を境に急激に減ってきます。

腸内細菌の構成は年齢とともに劇的に変化します。離乳期前の赤ちゃんではビフィズス菌が腸内細菌のほとんどを占めていますが、年齢をへるにつれて徐々に減少していき、中高年から老年期にかけて大幅に減り、減少の一途をたどります。**善玉菌が減少すると、悪玉菌の増殖を抑えられなくなって、ウェルシュ菌などの悪玉菌が増えてきて、腸内環境を悪化させる**のです。

加齢とともに大きいのが食生活の影響です。とくに腸内細菌のエサとなる食物繊維の摂取量が不足していると、腸内環境はとたんに悪化します。さらに、過度なストレスや睡眠不足、運動不足なども腸内環境を悪化させる一因です。

さらに、すでにお話ししたように、抗生物質を服用すると、腸内環境はかならず悪化します。抗生物質は善玉菌を減少させて、ふだんはおとなしくしている日和見菌、クロストリジウム・ディフィシルを活性化させ、その数を増加させるのです。

食生活、運動不足、睡眠不足、ストレス、そして、抗生物質……。**現代人の生活には腸内環境を悪化させる要因があちこちに潜んでいます。**そのために便秘になる現代人は増えるばかり。加齢により腸内環境の悪化がみられる高齢者ではなおさらです。

便秘とトイレの関係を考える

洋式トイレが世界中に便秘を蔓延させた

もうずいぶん前の話ですが、90歳の女性の患者さんが便秘になると、最寄り駅のJR小田原駅へいくと話してくださいました。ご自宅のトイレは洋式。小田原駅には和式のトイレがあって、和式トイレだと、スムーズに出たのだそうです。

その女性によると、日本橋三越本店には戦前、畳敷きの和式トイレがあったといいます。畳敷きの優雅なたたずまい。さすが日本橋三越だけのことはあります。

それはともかく、90歳の女性が小田原駅の和式トイレを利用していたのも、**和式トイレのほうが解剖学的に排便に向いている**ことを体が知っていたからでしょう。

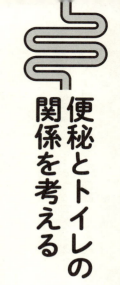

私たちが鳥などと違って、ところかまわず排便するような不届きなことをしないですんでいるのは、ひとつには恥骨直腸筋によって直腸が前方へ「くの字」に折れまがっているおかげでした。いざ排便するときになると、この恥骨直腸筋がゆるんで直腸がまっすぐになり、便が直腸から出てくるわけです。

和式トイレでは、しゃがみます。**しゃがむだけで前屈みになりますので、直腸の「くの字」がはずれて直腸がまっすぐになりやすい**のです。

しかも、**しゃがむことで、太ももでおなかを圧迫しますので、腹圧がよりかかりやすく**なります（205ページのイラスト参照）。

いっぽうの洋式トイレは人間本来の「姿勢」を考えたときに、きわめて不自然な姿勢を強いる代物といえるでしょう。

人間の姿勢は本来、立つか、寝るか、しゃがむか、の3とおりです。ところが、西洋では椅子という道具の出現によって、しゃがむ姿勢がすたれて、腰をかけるという姿勢にとってかわられたのです。

欧米人は椅子の暮らしによって、しゃがむことをしなくなり、もっぱら腰をかけるようになりましたが、それは食事や仕事の場面だけでなく、トイレでも同様に腰をかけることを選びました。つまり、直腸にたまった便を出すには、腰をかけて座るよりもしゃがむほうが適しているにもかかわらず、その姿勢を捨ててしまったのです。

椅子式の洋式トイレの発明によって、人類は便秘に悩まされるようになったともいえるでしょう。

日本人はかつてしゃがむのが大の得意だった

そこへいくと、日本人は幸いなことに、明治時代までは椅子の生活を知らずにきましたし、戦前までは、大半の日本人が畳の家に住んで、畳の上にしゃがむ生活をしていました。おかげで、人間本来の姿勢のひとつ、ほかの先進国の人たちが大昔に捨ててしまった、しゃがむという姿勢を続けてこられました。

もちろん、トイレでは解剖学的にも理にかなった、しゃがむ姿勢によってスムーズな排便を長く享受してきたのです。

実際、戦前の日本人は外国からきた人をびっくりさせるほど、しゃがむのが得意でした。

ドイツのユダヤ人建築家、ブルーノ・タウトはナチの迫害から逃れて、1933年に来日しました。タウトは桂離宮《かつらりきゅう》に魅せられ、その美しさを世界に広めた最初の建築家です。タウトは歴史的建造物だけでなく、日本人の庶民の暮らしぶりにも強い関心を抱いていました。

そのタウトが『日本の家屋と生活』の中で、日本人はいつでもどこでもしゃがんでいると、しきりに感心しているのです。椅子の生活しか知らない欧米人にとっては、じつにふしぎな光景だったのかもしれません。

話は少々脱線しますが、ポンペイといえば、ヴェスヴィオ火山の噴火によって一夜にして消滅してしまったことで有名です。18世紀にそのポンペイの遺跡が発掘されました。そこでは、大浴場や上下水道などが完備され、古代ローマのすばらしい都市文明が栄えていたことがわかります。

遺跡には公衆トイレもありました。洋式トイレが連なったような形をしていて、一定の間隔で穴が開き、下には水が流れるようになっています。私はその水洗トイレをみて、ポンペイの人たちは、和式トイレを使うときのように、穴をまたいで、しゃがんで用を足していたのではないかとひらめいたのです。

古代ローマ人はトガというワンピースのようなものを着ていました。トガの下に下着はつけていません。下着をつけていなければ、トガの裾《すそ》をただたくしあげて、しゃがむだけでいいのです。

もし下着をつけていたら、ポンペイの人たちも腰をかける洋式トイレ方式を採用していたかもしれませんが、トガの下は、何もない風とおしのよい状態。穴をまたいで、しゃがんで用を足すのに適しています。

ポンペイは古代ローマ時代の、裕福で洗練された都市だったとはいえ、ローマからは遠く離れた山中に位置していましたし、火山の爆発は紀元79年です。日本でいえば弥生《やよい》時代。人々はいまだ、人間本来のしゃがむという姿勢をごく自然にとっていたとしてもふしぎはありません。

これらの理由から、ポンペイの人たちはしゃがんで用を足していたと私は考えています。残念ながら、だれもまともにとりあってはくれませんが……。


話を日本に戻しましょう。

戦前まで一貫して、しゃがむ姿勢の和式トイレでスムーズな排便を享受してきたであろう日本人ですが、そのようなトイレ生活もいまや風前の灯《ともしび》です。

1955年から1973年にいたる高度成長期に、鉄筋の住宅には洋式トイレをそなえるべきという国策のもと、和式トイレは少しずつ姿を消していき、かわりに洋式トイレが台頭してきました。

いまでは和式トイレを使ったことのない子どもが大半となり、和式トイレをみると、「怖い！」と泣きだす子どもまでいるありさまです。

しゃがんで用を足している人たちは、世界の人口の7割程度とみられていますが、この数字は減少の一途をたどっています。

軌を一にするように、**日本や中国、インド、スリランカなどのアジア各国で、子どもの便秘が爆発的に増えている**のです。

食の欧米化や運動不足といった生活習慣の変化に加えて、解剖学的に排便に適さない姿勢を強いる洋式トイレの急速な普及が、アジアの子どもたちの便秘増加を加速させているといえるでしょう。

清潔で、便利で、快適な現代文明を体現している洋式トイレが、世界中の大人と子どものしゃがむ力を失わせ、そして、便秘に追いやっています。トイレだけでなく、精製された食品も、また、運動不足の一大要因である乗りものの普及も、現代文明が生みだしたもの。

便秘は生活習慣病であると同時に、現代文明病でもあるのです。

便秘の原因が意外なところにある可能性も

女性ホルモンが大腸の動きを悪くする

若いころは男性よりも女性のほうが便秘になる割合が圧倒的に高いのですが、50歳をすぎるころから差がしだいに縮小していき、80代ではついに男女が逆転します。

ではなぜ、若い年代では女性のほうが、便秘にかかる割合が高いのでしょうか。

ひとつには、ダイエットをしている人が、女性に多いからだと思われます。けれど、それだけでなく、女性ホルモンが大きく関係しているのです。

女性ホルモンのうちのプロゲステロン（黄体ホルモン）には、大腸の蠕動運動を阻害する働きがあります。プロゲステロンの分泌量は排卵後から増えつづけて、生理が始まるとガクンと減ります。そのため、排卵後から便秘にかかりやすくなり、生理が始まると同時に便秘が解消する女性も多いようです。

ところで、若い女性でも便秘とは無縁の方もいます。それは、大腸がプロゲステロンに反応しづらい体質のためだと考えられます。

そのような女性でも妊娠すると、便秘になるかもしれません。**妊娠中はプロゲステロンの分泌量が大幅に増えますので、それまで便秘の経験がなかった女性でも多くは便秘にかかる**でしょう。

女性は40代後半から50代にかけて閉経《へいけい》を迎えます。閉経後はプロゲステロンの分泌量は劇的に減るのだから、女性の便秘が減ってもいいはずです。

しかし、かわりに加齢によって腸内環境が悪化したり、大腸の機能が低下してきたりといったことが起きてくるため、結局は、年齢とともに便秘が増加していくのです。

いま飲んでいる薬が、あなたの便秘の原因かもしれない

薬剤の副作用による便秘も少なくありません。

その代表的なものとしては、精神疾患の薬があげられます。たとえば、抗うつ薬や一部の抗精神病薬に使われる薬には、抗コリン作用をもっているものがあります。

それらは副交感神経の働きを止める薬で、服用すると胃腸の機能が低下して、大蠕動も起こりづらくなり、腸液の分泌も抑えられて、便秘を引きおこすことになります。

同じく**抗うつ薬や抗精神病薬は、消化管の筋肉の収縮を抑えて、大蠕動も弱めてしまい、便秘を誘発する**ことになります。

咳止めや鎮痛薬、下痢止めなどは、リン酸コデインといわれる準麻薬です。それに含まれるコデインという物質が腸の動きを抑えて、やはり便秘を起こします。ほかにも、カルシウム拮《きっ》抗《こう》薬、利尿薬、鉄剤などにも便秘の副作用があります。

多くの高齢者がさまざまな薬を飲んでいます。**70歳以降に便秘が急激に増える原因のひとつは、それらの薬による影響もたぶんにある**でしょう。

●「直腸瘤」の可能性も疑ってみる

便秘はそのほとんどが、大腸の結腸や直腸、肛門、あるいは腹筋などの機能低下や機能の不具合が原因で起きる機能性便秘です。一般的に便秘といえば、この機能性便秘を指します。

しかし、まれには器質性便秘とよばれるものもあります。**大腸ガンや直腸瘤などの病変により、物理的に便がとおりづらくなっているものが器質性便秘です。**

器質性便秘はこのように便の通路がほそくなるものだけでなく、S状結腸などが大きく膨らむ巨大結腸や、巨大直腸といった大腸の形状の異変によって、便が大腸を通過するのに時間がかかってしまうものもあります。

便秘のほとんどが機能性便秘ですが、適切な便秘薬を使うなどの治療によっても改善しない場合は、器質性便秘を疑う必要もあるでしょう。

ここで、直腸瘤について簡単にふれておきましょう。

直腸瘤は女性に特有の病気です。直腸の壁が外側（膣側）へ向かって膨らんで、瘤《こぶ》

直腸瘤とは？

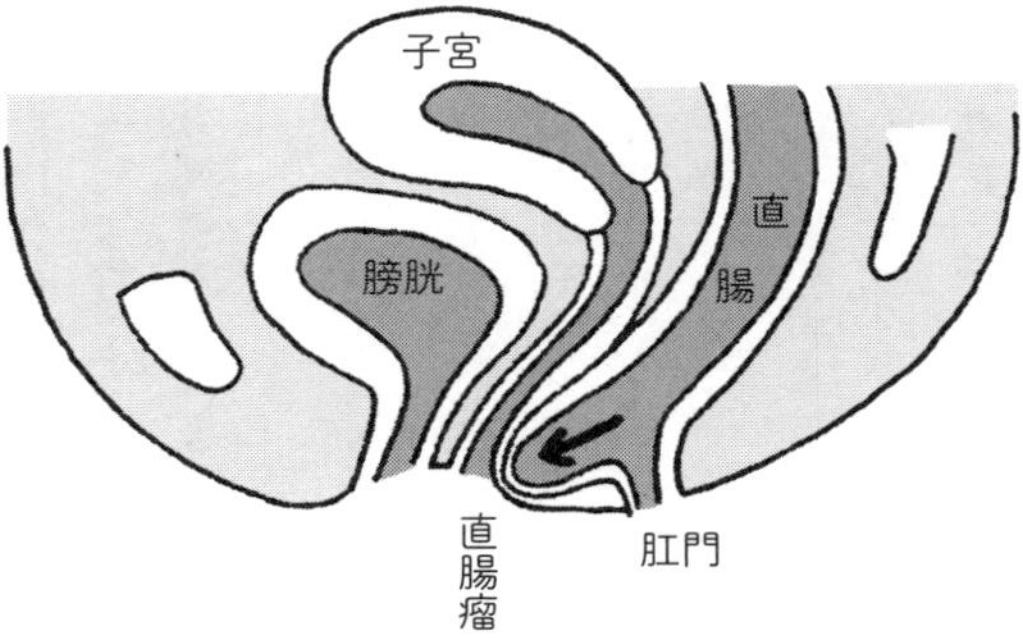

状になる病気です。

やっかいなことに、この瘤の中に便がはいりこんでしまうため、患者さんは必死に力んでも出ないし、便秘薬を飲んで水みたいな便にしても出せないのです。

問題は、この直腸瘤を知っている内科医が多くないということです。

そのため、内視鏡の検査をしてもなんの異常もないのに、「出ない、出ない」というのは心を病んでいるからだろうと、精神病の薬を投与されて、薬づけになってしまった患者さんがたくさんいますし、また、10年間もいろいろな病院をさまよい歩いてきた患者さんなども少なくありません。

直腸瘤は肛門科の医師ならすぐにみつけられます。直腸診をすれば、すぐにわかる病気で、手術によって簡単に治せます。あとは便秘も解消してスッキリ、です。

内科医で改善がみられない場合は、一度、肛門科をたずねるとよいでしょう。

「過敏性腸症候群」で、腸のバリアが破壊される

ここで、過敏性腸症候群にふれておかなければなりません。

過敏性腸症候群には下痢型、便秘型、交代型などがあります。近年、比較的若い年代のあいだで増えています。

過敏性腸症候群はおなかの痛みや不快感をともなうのが特徴で、男性ではそれらの症状とともに下痢をする下痢型が、女性では便秘になる便秘型が多いようです。

原因はストレスとみられ、ストレスホルモンが脳下垂体《のうかすいたい》から放出され、その刺激によって腸の動きに異常をきたすためではないかとみられています。

過敏性腸症候群の原因としてはもうひとつ、腸管のバリア機能低下も考えられます。

腸管バリアとは、腸内細菌が腸の外へもれないように、腸の内と外をへだてているバリア（防御壁）です。厚さわずか数ミクロンの、きわめて丈夫なたった1枚の膜によって、体の中は腸内細菌がはいってこないように守られているのです。

ところが、この丈夫な**バリアがごく一部ながらこわれてしまうと、腸内細菌が体の中に浸みだしていき、炎症が起きておなかが痛く**なります。それだけではなく、腸の中では腸内細菌の数も種類も大きく変化して、腸内細菌のバランスがくずれてしまうのです。そして、便秘や下痢をくりかえすことになります。

どういうことでしょう――。


すでにお話ししたように、全身のセロトニンの約90パーセントは大腸にあります。大腸のセロトニンの量が多すぎると下痢を起こし、少なすぎると便秘になってしまいます。そこで、下痢にも便秘にもならないように、腸内細菌の善玉菌がセロトニンの量を調整していることは、すでにお話ししたとおりです。

ところが、腸管バリアがこわれて、腸内細菌の数や種類が変化してバランスがくずれてしまうと、セロトニンの量をうまく調整できなくなります。そのため、セロトニンの量が不安定になり、多くなれば下痢に、少なくなれば便秘になる、つまり、下痢や便秘をくりかえすことになるのです。

それにしても、丈夫なはずの腸管バリアがなぜこわれたりするのでしょうか。じつは、現代社会は、腸管のバリア機能をこわす物質であふれているのです。人工甘味料やケーキなどに使われる乳化剤といった、食品にはいっている人工物が腸のバリアをごくわずかながらこわしていきますし、また、病院でふつうに処方されている非ステロイド性の鎮痛剤も腸管バリアをこわすことがつい最近わかったばかりです。

過敏性腸症候群はストレス社会が生んだ現代病であり、さらに、人工物であふれる社会が生みだした文明病ともいえるでしょう。

第4章

日常生活ここを変えれば「快便」になる

江戸時代には便秘はなかった!

江戸時代の人たちは食物繊維をたっぷりとっていた

江戸時代には、便秘の人はほとんどいなかったと考えられています。ひとつには、食物繊維をたっぷりとっていたことが大きかったのでしょう。

江戸時代の庶民の食事は一汁一菜がふつうでした。味噌汁などの汁もの1品に、菜、つまり、おかずが1品ついて、あとは漬物と主食のごはんだけ。おかずには野菜や豆や海藻類、それに魚などが出され、私たちにもおなじみのきんぴらごぼうやめざしなども食べられていました。

おかずが1品だけですから、おなかをいっぱいにするには、ごはんをたくさん食べるしかありません。実際、江戸時代の人たちは、1日5合もごはんを食べていたといわれています。

そんなに食べていないと主張する人もいるようですが、宮沢賢治の「雨ニモマケズ」には「1日ニ玄米四合」食べるとあります。賢治が「雨ニモマケズ」を手帳に書きとめたのは、昭和6年とされています。それを考えると、江戸時代の人たちがごはんを5合食べていたとしても、なんらふしぎはないでしょう。

とにかく、江戸時代の人たちはごはんでおなかをいっぱいにしていたことは間違いないようです。では、食物繊維は何からとったのでしょう。

1日5合のごはんからとっていたはずです。江戸時代のごはんは玄米が基本です。お米が足りないときには、アワやヒエなどの雑穀や、大根やサツマイモといった野菜を入れて「かてめし」といわれる混ぜご飯にすることもありました。

玄米100グラムに含まれる食物繊維は約3グラム。5合の玄米の重さは約780グラムですから、これだけで23グラム少々の食物繊維がとれる計算です。**厚生労働省が定める食物繊維の所要量は1日20グラム**ですから、玄米だけで所要量を軽くクリアしていたものと想像できます。

「かてめし」にした場合も、**100グラムあたりアワは3・4グラム、ヒエは4・3グラムもの食物繊維**を含んでいますし、また、大根やサツマイモにも食物繊維はたっぷり含まれていますので、食物繊維が不足することはなかったでしょう。

食物繊維を十分にとっていた江戸時代の人たちに便秘がほとんどなかったのもうなずけます。


そこへいくと、いまの日本人は大違い。平均摂取量は厚労省の定める所要量を下まわって、1日15グラムほど。1日1～2グラムの食物繊維しかとっていない人さえざらにいます。7人に1人が便秘にかかっているのも、当然といえば当然でしょう。

ケニア人の排便量は日本人の5倍

ここで、日本から離れて他の国々の人たちの排便量についてふれておきましょう。

イギリスの外科医、デニス・バーキット博士は世界各国の排便量を調査しました。

1972年の博士の報告によると、1日の平均排便量は、インド人約311グラム、アメリカ人150グラム、そして、ケニア人はなんと約520グラムもの量の便をしていたのです。

ケニア人がアメリカ人の3倍以上もの量を出しているのは、ケニアの人たちの食物繊維の摂取量が多いのに対して、アメリカ人は少ないためで、このような食物繊維の摂取量の差が排便量の違いに表れていると博士は主張しました。

では、日本人の1日の排便量は？　バーキット博士の調査によると、200グラムでした。アメリカ人より少し多めですが、ケニア人には遠くおよびません。

ただし、一説には、戦前の日本人は、いまの倍の400グラムほどの排便量があったとされていますし、1日の食物繊維の摂取量も、いまの平均の2倍にあたる30グラムほどあったといわれています。

日本人の食物繊維の摂取量は時代とともに減ってきて、それにつれて排便量が減り、そして、便秘症の数が増えていったのではないでしょうか。

江戸時代の人たちは歩いて、歩いて、歩いていた

食事だけでなく、江戸時代の人たちの運動量も、いまどきの私たちとはくらべものにならないほど多かったはずです。乗りものは駕篭《かご》しかなく、どこへいくにしてもテクテク歩いたし、江戸から大阪までだって何日もかけて歩いていっていた人たちです。

歩くといえば、江戸時代後期の天才浮世絵師、葛飾北斎《かつしかほくさい》を思い浮かべる方もいるかもしれません。北斎が亡くなったのは88歳。当時としては大変な長寿です。その北斎は83歳以降に、江戸から信州・小布施《おぶせ》間を4度も往復しています。

江戸から小布施までは240キロほど。この距離を5泊6日でいったといいますから、**80歳を超えた老人が1日に平均して約40キロも歩いていた**計算です。1時間4キロ歩くとしたら、1日10時間も歩きつづけたことになるのですから、なんともすさまじい健脚《けんきゃく》ぶりです。

北斎は特別だったとしても、平成の特別な老人で240キロを5泊6日で歩ける人がいるとは思えません。江戸時代の人たちは北斎とまではいかなくても、いまの私た

ちとはくらべものにならないほど、たくさん歩いていたことでしょう。

江戸時代には電化製品はなく、洗濯でも掃除でも自分の体を使っていたのですから、わざわざジムに通わなくても運動不足におちいることはなかったはずです。


このように江戸時代の人たちはたくさん食物繊維をとり、たくさん体を動かしていたおかげで、便秘とはほとんど無縁の生活を送ることができました。


食生活と運動――。現代人はこの2つの生活習慣において、江戸時代の人たちから大きく様変わりしてしまい、たくさんの人たちが便秘に苦しむようになりました。

このことからも、便秘が高血圧などと同様の生活習慣病であることがわかるでしょう。そして、便秘が生活習慣病である以上、その対策の要はまずは、日々の生活、とりわけ食事と運動について見直し、変えることが重要なのです。

食事を見直し、運動量を増やすだけで、軽度の便秘の方や、また、便秘薬を飲まずになんとかおつうじがある方なら、十分に治すことは可能なのです。

なにはともあれまずは食生活を見直す

必要量を食べることから、すべてが始まる

とにかく食べないことには何も始まりません。便のもととなる材料が不足しますし、自然の便秘薬である胆汁酸も十分に分泌されません。

メタボ予防のためにダイエットをするにしても、極端なカロリー制限や、リンゴだけ、バナナだけといった単品ダイエットではかならず便秘になります。**栄養のバランスがとれていること、そして、1ヵ月の減量1キロ以内**に抑えることです。

年齢とともに食がほそくなっていくのは、ある意味、自然なことではあります。けれど、食べる量が減って、便秘もあるなら、食事の量を1割でもいいから増やしてはどうでしょう。それだけで、便秘が改善される人もかなりいらっしゃいます。

食べる量を増やすには運動をしたり、外出を増やして活動的な毎日を送るのがいちばん。そして、運動自体が便秘の解消に役立つこともものちほどお伝えしましょう。

食物繊維をとる

ある若い女性の患者さんはダイエットをきっかけに便秘になってしまい、センナを飲まないと、出せない状態におちいっていました。

便秘歴3年のその女性に、食物繊維を最低でも1日20グラムはとること、食物繊維20グラムはキャベツ1玉分、というお話をしたら、よほど便秘がつらかったのでしょう、キャベツを毎日1玉食べるようになったのです。

はじめのうちは生で食べていたけれど、大変な量ですから毎日続けられそうもありません。そこで、火をとおすことにしました。煮たり、炒めたり、茹でたりしたら、カサがグーンと減ってラクに、しかも、おいしく食べられるようになったといいます。

そのうち、豚肉を足して、油も使って野菜炒めをつくったりするようにもなりました。

こうして、便秘薬なしでも少しずつ出せるようになり、2年少々でついに便秘薬から卒業できたのです。

この女性のように野菜を食べて最低限必要な量の食物繊維をとるだけで、便秘を解消できる人も少なくありません。軽症の便秘の人なら、食物繊維を多くとる食生活を心がけるだけでも、以前の快便状態に戻れる可能性はとても高いですし、とくに、便秘薬を飲まないでなんとか出せている人なら有望です。

キャベツだけでなくイモ類やニンジン、ゴボウといった根菜類、ワカメなどの海藻類、リンゴなどのくだものも食物繊維を豊富に含んでいます。これらの食品を上手にとりあわせて、1日に最低限必要な20グラムの食物繊維をとるようにしましょう。

食物繊維には水にとけやすい水溶性と、水にとけにくい不溶性との2種類があります。この2種は、それぞれに働きも異なり、結論からいえば、水溶性の食物繊維を多くとったほうがより効果的です。

水溶性の食物繊維には、コンブ、ワカメ、くだもの、サトイモなどのネバネバした食品、そして、大麦やオーツなどのサラサラした食品があります。なお、コンニャクは、コンニャクイモの段階では水にとけますが、コンニャクに加工されると水にとけにくくなるので、不溶性の食物繊維と考えたほうがいいでしょう。

食物繊維は便のカサを増やし、腸内の善玉菌のエサとなり、自然の便秘薬である胆汁酸を大腸まで送りとどける「運び屋」としても大活躍することは、これまで何度か述べてきました。

そのうち、便のカサを増やすのは不溶性の食物繊維ですが、**便のカサを増やし、かつ善玉菌のエサとなるのも、胆汁酸を運ぶのも、じつは水溶性の食物繊維**なのです。

腸内の善玉菌が水溶性の食物繊維をエサにして分解し、できるのが、有機酸。有機酸は大腸を動かすためのエネルギー源となって便秘を予防します。

つまり、水溶性の食物繊維は、大腸の動きを高めて、粘液の分泌も増やす胆汁酸を大腸まで運び、同時に、大腸を動かすためのエネルギー源となる有機酸をつくりだす助けもしているのです。

人間の消化器系は、「水溶性の食物繊維を食べる」という前提でつくられています。ですから、便秘を解消したかったら、水溶性の食物繊維をたっぷりとって、腸内の善玉菌に十分なエサを供給し、そして、自然の便秘薬、胆汁酸を大腸へと運んでもらうことが何よりも重要なのです。

いっぽうの**不溶性の食物繊維は、イモ類やゴボウなどの根菜類や、米、麦などの穀類、豆類、キノコ類などに多く含まれています。**

不溶性の食物繊維はさきほどもふれたように、便のカサを増やすという働きがあります。カサが増えれば、便も出やすくなるので、水溶性の食物繊維ほどでなくても便秘解消には役立ちます。とくに、ダイエットなどで食べる絶対量が減ったことが原因で便秘におちいっている人には効果てきめんです。

仕事の都合などで外食が多い方は、サラダや野菜の煮物などをかならず1品は注文しましょう。また、コンビニのサラダでもかまいませんので、とにかく183ページ

食品100g中に含まれる食物繊維の量

	食品名	100g（可食部）あたりの食物繊維の量	サイズなどによる目安
野菜類	ゴボウ	5.7g	1本180g中9.2g
	カボチャ	2.8g	半個600g中15.3g
	ホウレンソウ	2.8g	1束250g中6.3g
	ニンジン	2.8g	1本120g中3.3g
	セロリ	1.5g	1本120g中1.2g
	ジャガイモ	1.3g	1個120g中1.4g
	キュウリ	1.1g	1本100g中1.1g
	トマト	1.0g	1個150g中1.5g
果物類	アボカド	5.3g	1個170g中6.3g
	キウイ	2.5g	1個80g中1.7g
	リンゴ	1.9g	1個300g中5.2g
	イチゴ	1.4g	1パック260g中3.6g
	バナナ	1.1g	1本180g中1.2g
海藻類	焼きのり	36.0g	
	ワカメ	32.7g	
キノコ類	シイタケ	4.2g	2個30g中1.0g
	ナメコ	3.4g	1パック100g中2.7g
	本シメジ	1.9g	1パック100g中1.5g

日本食品標準成分表2015年版（七訂）より作成

の表も参考にしつつ、野菜をたっぷりと食べる習慣をつけることが大切です。

なぜ野菜をとっているのに便秘が治らないのか

まだ大腸がある程度動いている軽症の便秘の方では、食物繊維は便秘解消に高い効果を発揮します。ところが、**大腸がほとんど動いていない重症の便秘の方には効果はなく、それどころか逆効果**にすらなるのです。

大腸が動かなくなっていると、内容物が結腸を通過するまでの時間が長くなり、長時間、便が結腸にとどまることになります。**便で詰まっているところへ、あらたに食物繊維がやってくれば、便がさらに大きな塊となって腸を詰まらせ、ますます腸は動きづらく**なるのです。

とくに不溶性の食物繊維は善玉菌のエサにもならなければ、胆汁酸を大腸へ運んでくるわけでもなく、ただ便のカサを増やすだけですから、重度の便秘の方はとりすぎには注意が必要です。

さらに、高齢者の場合は加齢により大腸の働きが低下しがちです。軽度の便秘でも、「便秘解消、イコール食物繊維」とばかりに、サツマイモやキンピラゴボウなどの不溶性食物繊維を意識して多めにとるようなことはしないほうが賢明でしょう。

それでは、水溶性の食物繊維はどうでしょう。水溶性なら善玉菌のエサとなって大腸を動かすエネルギーを間接的に供給しますし、自然の便秘薬、胆汁酸を大腸まで運びこみますので、重症の便秘の方にも役立つはずです。

ところが、水溶性といっても、食物繊維です。便のカサをさらに増やして、大腸をよけいに詰まらせるというマイナス面もあるのです。

不溶性の食物繊維にくらべれば、水溶性のほうがいいのですが、それでも**重症の方や高齢者の方は、水溶性の食物繊維もおなかの張りのあるときは控えるなど工夫が必要**です。

●油っこい食事も便秘解消に効く

水溶性の食物繊維はいってみれば、自然の便秘薬、胆汁酸の運び屋にすぎません。
もちろん、運び屋がいてこそ便秘薬として大腸で重要な役割を果たせるのです。
けれど、そもそも胆汁酸を含んでいる**胆汁は脂肪を分解するための消化液として、胆のうから十二指腸に向けて分泌されます。つまり、胆汁を分泌させているのは脂肪なのです。**実際、脂肪をとると、胆のうが収縮して胆汁がさかんに分泌されます。

そこで、**便秘解消のためには、卵や肉、バターなど、脂肪を豊富に含んだ食品をきちんととること**が、食物繊維に負けず劣らず重要なのです。

重症の方では食物繊維をとりすぎれば便秘を悪化させてしまいますが、これらの食品ではその心配もありません。軽症、中程度の方はもちろんのこと、重症の方もこれらの食品で脂肪分をとるとよいでしょう。

洋風の朝食ではバターや卵、あるいは、ソーセージやベーコンなどの肉がよく出されます。これらの食品に含まれる脂質が胆汁の分泌を促しますので、便秘の改善にはもってこいのとりあわせ。とくに朝の卵は理想的です。これに野菜を添えれば、食物繊維もとれて完璧です。

和食なら、脂肪を含む卵や魚などを加えましょう。

メタボが心配で揚げものなどのこってりとした料理をひかえている方も多いことでしょう。でも、**便秘の解消にはたまには、夕食にとんかつなど、ボリュームたっぷりの揚げものを食べて、脂肪分を補うのも方法**です。

60代のある女性は、便秘薬を使うほどではないものの、コロコロの便を少しずつ何回にも分けて出さなければなりません。その女性は太りたくないし、キッチンも油で汚したくないので、好物の揚げものをもう何年もひかえていたそうです。

ところが、ある日、久々にロースかつをたらふく食べたら、翌朝、数年ぶりに熟したバナナのような便が2本も出たというのです。

カロリーオーバーに気を配りながらも、こってりとした油っこい料理も適当にとることはとても大切なのです。

最近、美肌のために、毎日スプーン1杯のオリーブオイルをそのまま飲んでいる女性もいるそうですが、油は胆汁の分泌をさかんにしますので、便秘にもよく効きます。オリーブオイルには血圧を下げる効果もありますし、試してみる価値はあるでしょう。ただし、カロリーが高いので、とりすぎには注意が必要です。

朝、起き抜けのコップ1杯の牛乳が効く

牛乳は便秘に非常によく効きます。

牛乳に含まれる乳糖《にゅうとう》は難消化性《なんしょうかせい》といって、消化しづらい性質があり、そのため大腸まで到達することができます。大腸にはいった乳糖はそこで善玉菌・ビフィズス菌の力を借りて酪酸や乳酸といった有機酸に変換されるのです。

有機酸は大腸を動かすためのエネルギー源でした。牛乳に含まれる乳糖はその有機酸をつくるもととなる物質なのです。

乳糖にはまた、腸内の浸透圧を高めることで、周囲から水分をとりこんで便をやわらかくする働きもあるのです。

このように**牛乳は大腸の動きを高め、同時に便をやわらかくすることで、便秘の改善や解消に効果を発揮する**というわけです。

朝起きたらコップ1杯の牛乳を飲むことを習慣にするとよいでしょう。牛乳を飲むことで、腸が目覚めてくれます。

便秘の方ではたとえば、ふつうなら30分ほどで腸が動きだすところが、それ以上の時間がかかってしまいます。そこで、朝起きたらいのいちばんに牛乳を飲んで、少しでも早く腸を目覚めさせておくとよいでしょう。

牛乳を飲むと、おなかがグルグルいって下痢をしてしまう人がいます。乳糖不耐症といって、乳糖を分解する酵素の働きが弱い方たちで、日本人の10人に1人ほどの割合でみられます。乳糖不耐症の人でも牛乳を人肌に温めて、ゆっくりと噛むようにして飲めば、酵素の働きも活発になり、下痢をしないですむかもしれません。

牛乳を発酵させてつくられたチーズ、ヨーグルト、バターなどの乳製品も便秘の改善に同様の効果がありますので、積極的にとるようにするとよいでしょう。

●毎日2リットルの水を飲む

１日の水分摂取量が不足していると、便が硬くなってしまい、出づらくなりがちです。そこで、１日に２リットルを目標に水分をとるようにしましょう。水でなくても、コーヒーでも紅茶でも緑茶でもかまいません。

小腸から大腸にはいってくる１日の水分は、消化液が約７リットル、飲食分が約２リットルの合計約９リットルでした。そのうち便とともに排泄される水分はわずか２００ミリリットルです。

飲食分が約２リットルを切ってしまうと、便へいく水分も２００ミリリットルを切る可能性があります。そこで、最低でも飲食分の約２リットルの水分を確保するために、１日２リットルを目標に、食事以外で水分をおぎなっておけば安心です。

高齢者はとくに、２リットルを目標にして飲むことをおすすめします。

加齢によって喉の渇きを感じとる渇中枢《かっちゅうすう》の機能が低下して、喉の渇きに鈍感になっています。**実際には軽い脱水状態になっていてもなお、喉の渇きを感じないこともあるほど**です。

そのため、体が欲求するときに水分をとっているだけでは、快便に必要な水分を確保することはむずかしくなりますので、2リットルという目標を自分の中で定めて、1日に少しずつ何回にも分けて飲むようにしていただきたいですね。

高齢者の場合はまた、尿失禁の不安があったり、夜中に何度もトイレにいくわずらわしさを思ったりして、水分をなるべくとりたくないという気持ちも強いかもしれません。

けれど、そのような方も、**1日2リットルを「数値目標」にして飲むようにすれば、便秘の予防や解消につながりますし、この習慣は夏の熱中症予防にも効果を発揮してくれる**はずです。

ただし、心不全や高血圧、腎臓の病気などのある方では、水分のとりすぎは禁物ですので、注意してください。

便秘解消のために効果を発揮する運動とは？

運動が便秘解消に役立つ5大効果とは？

便秘の予防や改善に食事とともに重要になるのが運動です。

排便は、腹筋と恥骨直腸筋と肛門括約筋という3者の協調的な共同作業によって可能になります。腹筋をリズミカルに収縮させて直腸に腹圧をかけていき、同時に、恥骨直腸筋と肛門括約筋がゆるむことで肛門から便が排出されるのでした（112〜113ページのイラスト参照）。

そこで、運動によって、腹筋と、恥骨直腸筋や肛門括約筋を含む骨盤底筋群というインナーマッスルを鍛えておくことが必要なのです。

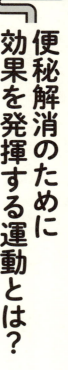

運動はまた、腸への刺激にもなります。運動中は交感神経が優位になりますので、大腸自体は動きませんが、運動によっていろいろな姿勢をとることで、腸が外側から刺激されて、うっ滞《たい》していた内容物が動きます。すると、オナラが出やすくなります。**オナラという気体を腸の外へ排出しておくことで、振り子運動や大蠕動のときにも腸は活発に動くことができる**のです。

さらに、運動を終えたあとにも、うれしい変化がもたらされます。運動中に交感神経が優位に働いていたのが、**運動をやめると同時に副交感神経がすっと立ちあがり、活発に働きだす**のです。腸が動くのは副交感神経が活性化されているときですから、運動はその意味でも便秘改善に役立つのです。

運動はこのように、排便を支える筋肉を鍛え、腸を外から刺激することで、うっ滞している内容物を動かしてオナラを出させ、そして、運動後には副交感神経を大いに活性化させることになるのです。

また、便秘の大敵、ストレス解消にも運動が役立ちます。体を動かすことで、脳でセロトニンやエンドルフィンといわれる神経伝達物質が増加することがわかっています。これらの物質は不安感をとりのぞき、気分をスッキリと前向きにする作用があるとされているのです。

運動をすると、よく眠れます。睡眠中は腸が活発に動く時間帯。したがって、運動することで、おつうじを促すことになるのです。

日常生活の中に階段の上り下りをとりいれる

便秘の方の多くは、慢性的な運動不足におちいっています。そのような方たちがいきなり、ジョギングなどのはげしい運動を始めても、まず長続きしないでしょうし、下手をすると膝《ひざ》や腰などを傷めかねません。

そのような方に**おすすめなのが、階段の上り下り**です。骨盤底筋群を鍛えることができ、また腹筋にも効きます。はじめから階段を上るのはつらいようなら、下りるだけでもかまいません。少しずつ体力がついてきたら、上りも加えます。

エレベーターやエスカレーターは使わない、と自分の中で決めましょう。駅や職場、ショッピングモールなどで**階段をみたら、「これは健康のための薬」と思って、大いに活用**するのです。

マンションの高層階に住んでいる方は、はじめのうちは1階分だけ階段を使い、しだいに2階分、3階分……と増やしていくのも方法です。

なお、階段は下りのほうが転びやすいので、高齢者の方などはとくに、手すりをもつなどの注意が必要です。

雑誌やテレビなどでいろいろな便秘体操が紹介されています。骨盤底筋を鍛えるために、信号待ちの時間に肛門にギュッと力を入れる、とか、500ミリリットルのコーラのペットボトルを股にはさんで、内股に力を入れてつぶす、とかいった類のエクササイズも巷にはあふれています。

おそらくどれも効果があるでしょうから、やってみるのもいいかもしれません。ただ、あくまでも階段の上り下りを生活に組みいれることが大前提です。

テレビをみながらでもできる、1日3分でOK、などと簡単に続けられそうな文言がそえられていますが、実際には、ほとんどの方が3日坊主で終わってしまいます。そういう患者さんをたくさんみてきました。

人間は怠け者です。**エレベーターやエスカレーターをやめて階段を使うといったように、日常生活に組み入れて習慣にすることでようやく長続きする**のだと思います。

しかも、階段の上り下りでは体重を移動させなければなりません。そのため、1ヵ所でおこなうエクササイズよりも骨盤底筋や腹筋への負荷が大きくなりますので、効果もそれだけ高いのです。

階段を使う習慣がしっかりと身について、体力にも自信がもてるようになったら、これに散歩を加えたり、さらに速歩やジョギングに挑戦するのもいいでしょう。

脈拍数が120以上に上がり、汗が出る程度の強度の運動を30分以上続ける、これを週に3回以上おこなう……。便秘が大幅に改善されたという患者さんには、このくらい運動をしている方が多い気がします。

個人差もありますが、速歩やジョギングをするなら、このあたりを目標にするとよいかもしれません。

「オナラは出したいときに出す」が、おつうじの基本

オナラをがまんしすぎて、よいことは何ひとつありません。

オナラをがまんすればするほど、より臭くなり、音もより大きくなり、そして、便がより出づらくなるのです。また、人によってはおなかが痛くなることもあります。

第3章でもお話ししたように、振り子運動で便をこねているときに発生したガスは、そのたびに肛門へと送りこまれ、オナラとして出ていっています。

ところが、**そのオナラをがまんしていると、出口（肛門）にガスがたまって、そこが閉じられた状態となり、出口の側の圧力が高まります。**

いったんこの状態になると、つぎつぎに発生する空気を肛門のほうへ送りこむこと

ができなくなって、おなかがパンパンに張ってきます。腸は空気で押されると痛みますので、下腹あたりが張って、痛みに悩まされることにもなりますし、また、なにより、**振り子運動も大蠕動も、たまった空気のせいで不完全なものになってしまう**のです。不完全な状態であれば当然、便が出づらくなります。

便秘を改善したければ、まずはオナラをがまんしないことです。**オナラは、出したくなったときに出す——。**これは、便秘の予防や改善の、そして、私たちが健康に生きるための、大事な基本のひとつなのです。

くりかえしますが、がまんしている時間が長くなるほど、臭くなるし、音も大きくなりがちです。なぜでしょう。

がまんをしていれば、1回のオナラで出すガスの量が多くなり、その分、ニオイのもとである硫化水素やインドール、スカトール、アミンの量も多くなるためです。また、ガスの量が多いほど、肛門管をとおるときの圧力が高まるため、音も大きくなります。

ニオイや音を最小限にとどめたいのなら、がまんしないで、こまめにオナラをして空気を出しておくにかぎります。そうすれば、ニオイも音もほとんどしなくて、周囲にもまず気づかれずにすむでしょう。

人はみんなオナラをします。美しい女優さんだってオナラをします。食事をすれば、便が出るし、便が出るならオナラもかならず出るのです。

出したくなったら出す、を基本にすれば、音のない、ニオイもない放屁がある程度、可能となり、そして、腸の動きを空気で邪魔させずに、その動きを高めることができるため、便秘の予防にもつながるのです。

オナラを受容する社会的コンセンサスをつくりたいものですね。

重要なのはトイレにはいるタイミングを逃さないこと

便意をもよおしたら、何はさておいてもトイレへ

便意の喪失は深刻な問題です。

便意を無視してはいけません。**便意を少しでも覚えたら、とにかく何をさしおいてもトイレへいくようにしたい**ものです。

ある女性は、「もよおしたときに、『アイロンがけをしようかな』などと別のことを少しでも考えると、便意が消えてしまう」といっていました。

便秘の方の多くは、便意がとても微弱になっています。**「トイレにいきたい」と少しでも感じたら、そのタイミングでかならずトイレへ**いきましょう。

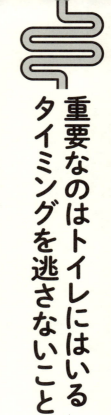

便意がほとんど感じられないという方は、**朝食のあと、便意があってもなくても、かならずトイレへ**いって、とりあえず力んでみます。このとき、「絶対に出すぞ」など、自分を追いつめては、交感神経が優位に働きかねません。副交感神経が優位になるように、**「出たらラッキー！」くらいに気楽に**構えましょう。

毎日これを続けているうちに、失われた便意が少しずつよみがえってくる可能性は十分にあります。

高齢者の場合、喉の渇きを感じづらくなるように、便意の感覚も鈍くなりがち。高齢者こそ便意があってもなくても毎朝トイレへいって、座る習慣をつけたいものです。

朝トイレへいけない人には「計画排便」という選択肢も

とにかくトイレへいくこと。トイレへいかないことには何も始まりません。

しかし、口でいうのはやさしいけれど、実際問題、これがなかなかむずかしいのです。ある女性患者の方に、

「とにかくトイレにいってください。いけば、出ますから」

「いけません！　いついけばいいんですか？　朝シャワーを浴びて、ごはんを食べて、着替えをしていたら、トイレへいく時間などとれるわけがありません」

「それなら、会社でなさってはどうですか？」

「会社なんかで、恥ずかしくてできるわけがないでしょ！」


たしかに時間に追われる現代人は、朝トイレへいく時間さえとりづらいのでしょう。とくに便秘の方ではいったんトイレにはいったら最後、5分、10分、それ以上かかるかもしれないと思うと、忙しい朝にトイレへいく気にはならないでしょう。

しかし、こうしてトイレをがまんしているうちに便意をすっかり喪失して、ますます便秘が重症化していくことは間違いありません。

便秘の方ではとりわけ、時間にせかされることなく、ゆったりした気分で5分でも10分でも座っていられる環境が必要となります。けれど、さきほども述べたように、それができない方たちがいることも現実なのです。どうしたらよいのでしょうか……。

計画排便という方法があります。

さきほどの女性ですが、「何時ごろならトイレへいけますか」と聞いてみました。

「夜の10時ころならいってもいいけれど……」

というわけで、夜10時に出るように逆算して、便秘薬を飲む時間を設定して、ひとまず落着しました。

このように、**排便時間を決めて、その時間に出るように便秘薬を飲むことを計画排便**といいます。どの便秘薬を、どのくらい飲むかは、人それぞれで異なりますので、計画排便をしたいのなら専門医に相談して決めたほうがよいでしょう。

朝トイレへいけないのなら、計画排便によって、その人のライフスタイルにおつうじのほうを合わせるということです。

本来なら朝トイレへいって、自力で出すほうがいいに決まっていますが、おつうじがないよりも、たとえ夜の10時であれ、リラックスできる時間に便秘薬の力を借りてでも出せたほうがいいでしょう。

最近は共働きの家庭も増えて、専業主婦の方のほうが少ないくらいです。働く女性で、会社でもトイレにいけないとなれば、計画排便もいたしかたないでしょう。もちろん、このことは働く男性にもいえることです。

第3章でお話ししたように、同居している子どもや孫に遠慮して、朝トイレへいけないという高齢者の方もいらっしゃいます。家族のみんなが出かけたあとにゆっくりと朝食をとって、トイレへいくという方法もあるでしょう。

なんらかの工夫をして、とにかく朝、心おきなくトイレに座る環境をつくることが大切です。それが無理なら、計画排便を考えるのもいいでしょう。

理想の排便角度は前傾35度

洋式トイレに腰をかけて新聞を読むオトウサンも多いことでしょう。これをやめて、前方35度の前傾姿勢をとるだけで出る可能性があります。

便秘でない人はどのような角度でも出せますが、便秘の人の中には、恥骨直腸筋がゆるみにくいことが原因で出せない方も少なからずいます。そういう方には、前傾35

なぜ35度が排便にいいの？

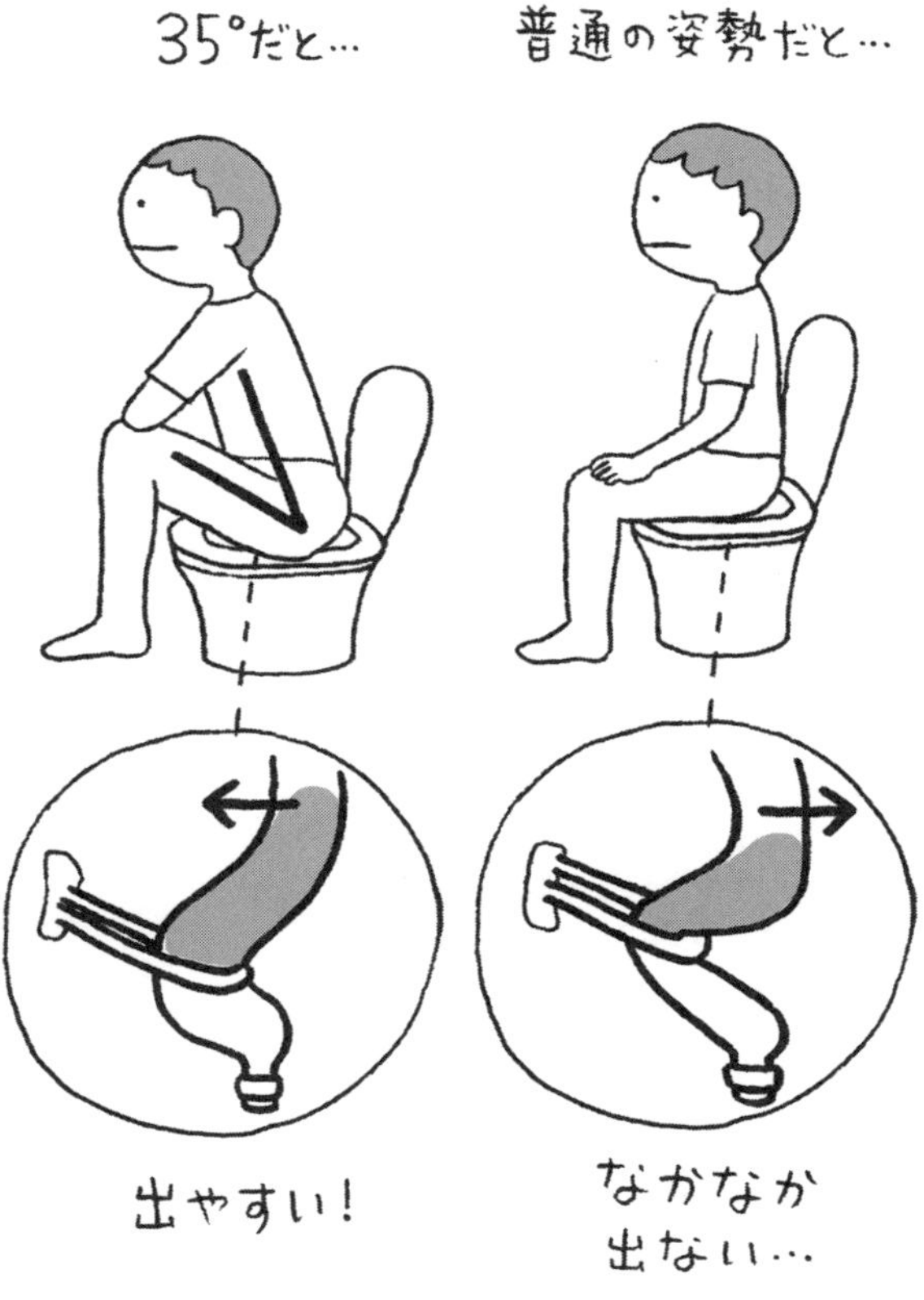

度が効きます。

あなたの便秘も恥骨直腸筋がゆるみにくいことが影響しているかもしれません。**ロダンの「考える人」になったつもりで前傾35度にトライ**してみてください。


前傾35度はちょうど和式トイレでしゃがんだときの姿勢にそっくりです。

直腸は安静時には、横からみると前方へ向かって「くの字」に曲がっていますが、前屈みになることによって、まっすぐに近くなるため、恥骨直腸筋がゆるみにくい人もすんなりと出しやすくなるのです。

また、この前傾姿勢だと太ももで腸を圧迫することができ、このことも便を出やすくしてくれます。

便秘にかかっている仲間の医者たちの中にも、「だまされたつもりで前屈みになったら、これがスッキリ出るんだよね」という人がけっこういます。

上体を前へ倒していって、「ギリギリだな」と感じたら、そこが35度。一度試してみることをおすすめします。

なお、便秘になると、腹圧をかけようとして、顔を真っ赤にして力みがちです。そのことが血圧を上げて、脳梗塞や心筋梗塞といった血管性の病気を引きおこす可能性がありますし、喘息や肺気腫などのCOPDの人では、低酸素血症におちいらせる引き金ともなります。

血圧が上がるのも、低酸素血症になるのも、力むときに息を止めてしまうことが原因です。

そこで、**力む前にまずは息をたっぷり吸いこみ**ましょう。そして、**その息を吐きながらおなかに力を入れ**ます。筋トレなどでも力を入れる場面では息を吐きながらおこなうことが重要で、この点は排便でも同じなのです。

高齢者ではトイレで座ったり、立ちあがったりするときに手すりなどを使って、なるべく体への負担を軽減するように心がけましょう。排便後にすぐに立ちあがるのではなく、数分間は座ったままで呼吸を整え、体を休めるのも方法です。

出ても、出なくてもいい、と気楽に構えよう

「本屋さんでしたくなる」は都市伝説？

本屋さんや図書館でトイレにいきたくなるという人たちがいるそうです。「本のにおいが腸を刺激する」などとまことしやかにいわれているそうですが、これは都市伝説の類《たぐい》でしょう。

おそらく、そういう人たちは本屋さんや図書館へいくことで息抜きができたり、本に囲まれて心が安らぎ、リラックスできるのだと思います。逆に、本屋さんや図書館でしか便意が起こらないとしたら、その人は会社や家庭などで相当なストレスにさらされているのかもしれません。

会社では職場の人たちの目もあり、緊張もしているから、便意をもよおすことはな

いけれど、**本屋さんや図書館ならまわりは知らない人ばかり。他人の目を気にすることなく、安心してトイレへいける**ことも大きいでしょう。

条件反射も関係しているかもしれません。

たまたま本屋さんや図書館でおつうじがあって、その1回の成功体験が脳に刻まれ、つぎにそこへいったときも、やはりもよおすというわけです。逆に、会社などでトイレにいこうとしたらいっぱいだったとか、上司に「どこへいってきたんだ、この忙しいのに」などと叱責されるとか、そのような失敗体験があったために、本屋さんなり、図書館なりでないとダメになってしまったのかもしれません。

心に引っかかることがあったり、ストレスにさらされていたりすると、とたんにうまくいかなくなるほど、排便とはある意味、とても繊細でデリケートな行為なのです。

ストレスは便秘の大敵。便秘の人の中には、昨日もウサギの糞状態だったし、今日もまた出ないかもしれない……とひどく気に病む方がいます。これでは排便自体がストレスになって、出るものも出なくなってしまうでしょう。

気に病んだからと、出るものでもありません。それどころか、出づらくなる可能性のほうが高いのです。**トイレに座ったら、「出ても出なくてもいいや」と気楽に、大らかに構えましょう。**

出た、出ないに一喜一憂するよりも、しっかりと食べて、ぐっすり眠って、適度な運動をすることを心がけましょう。便秘は生活習慣病。生活を変えるだけで、軽症から中程度ならすっかり治るケースも少なくありませんし、完治とまではいかなくても、大幅に改善する人はおおぜいいるのです。

便秘改善の基本は生活習慣を見直すこと。そして、それだけでは十分ではない場合には、薬の力を借りることもできます。

長年、酸化マグネシウムとセンナだけで98パーセントが占められていた便秘薬の市場に、最近になってたしかな効果と安全性が裏づけられた世界基準の薬がはいってきているのです。

最終章では便秘治療の新薬とその使いこなし方についてお話しすることにします。

第5章

「良い便」に導く「良い便秘薬」とは?

これからは「高い満足度」を目指していい

「出ればいい」から、治療の質が求められる時代がきた

「便秘は病気にあらず」という考え方に長く支配されてきた日本でも、２０１７年には医療従事者向けの『慢性便秘症　診療ガイドライン』が発行されました。

また、２０１２年には32年ぶりに日本で便秘の新薬、ルビプロストン（商品名アミティーザカプセル）が発売になり、２０１７年にはリナクロチド（商品名リンゼス）とナルデメジン（スインプロイク）、２０１８年春にはエロビキシバット（商品名グーフィス）も新たに加わりました。

さらに、２０１８年の秋には欧米で第1選択となっているポリエチレングリコールが使用可能になったのです。この薬は大腸から体内へ吸収されないため体への負担が

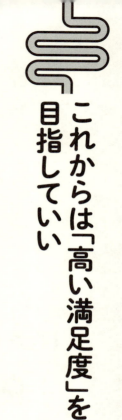

少なく、また、効果が出るまでに数日かかるほどゆっくりと効いていきます。それでいて高い効果を発揮するのです。

便秘治療の後進国だった日本にも、ようやく明るい変化の兆しがみられるようになりました。

第2章でも述べましたが、便秘の治療をするにしても、これまではシーボルトがもちこんだ酸化マグネシウムと、センナの2つしかありませんでした。

前者には高マグネシウム血症という副作用がまれにあり、後者は習慣性、依存性、薬剤耐性がある麻薬のような薬。このような薬を投与してまでも、とにかく「毎日、出ればいい」という治療がこれまで長く続けられてきました。医師も、そして患者さん自身でさえも治療の質を考えることが少なかったのです。

けれど、新薬が発売され、診療のガイドラインも提示されたのをきっかけに、医師も患者さんも治療の質を求める機運が高まりつつあります。

これからは、「出ればいい」から、「より快適な毎日を可能にする質の高い便秘治療」が求められるような時代になっていくものと思います。

快適な毎日のために、めざせ、ブリストル4！

質の高い治療では、1分以内に直腸の便のすべてがするりと出る「迅速かつ完全なる排便」をめざします。便の形状のゴールはブリストルの4タイプ（135ページの表参照）、つまり、硬さも大きさも「熟したバナナ」状の便です。

ブリストル4よりも硬かったり、小さかったりすれば出しづらくて、顔を真っ赤にして力まなければなりませんし、それでも完全に出しきれない場合は、残便感という不快な症状に悩まされながら、1日に何回もトイレへいって、そのたびに硬くて小さな便を1つ、2つ出すようなわずらわしさをともないます。

反対に、ブリストル4よりもやわらかい便では、硬くて小さな便よりも怒責は少なくてすみますが、力むたびに便は直腸と肛門のあいだを行きつ戻りつして結局、一部が直腸に残ってしまう点では大差はありません。

ブリストル6、7の軟便ともなると、いつもよおすか不安で外出もままなりませんし、下痢をすること自体が、体力を消耗して生活の質を著しく低下させるのです。
こうしてみていくと、迅速かつ完全なる排便のためには、硬すぎず、やわらかすぎず、また、小さすぎないブリストル4こそがめざすべきゴールだとわかるでしょう。

便秘の程度や原因によっては、治療を始めてもすぐにブリストル4を達成するのはむずかしいかもしれません。それでも時間をかけて治療をしていくにつれて、ブリストル4に近づいていき、ある日、ブリストル4を達成できたとします。

ブリストル4の排便のあとは、そのごほうびとして、脳内モルヒネが出てきますので、えもいわれぬ爽快感と満足感に満たされます。

ブリストル4を久々にとりもどしたとき、大の大人の男性が私の手を握り、涙を流して喜ばれることさえあります。それほどつらい日々が長く続いていたのでしょう。忘れていたこの感覚、この快感をとりもどしていただくというのが、便秘治療の大きな目的といえます。

便秘は排便回数だけでは測れません。たとえ毎日おつうじがなくても、ブリストル

4の便が1日おき、あるいは2日おきに出て、そのたびに高い満足感が得られるようになればそれだけでもかなりの成功といえます。

毎日出ても下痢便ではしかたありません。排便回数だけではなく、排便の質を大切にするのが、質の高い治療の条件なのです。

そして、そのようなゴールをめざすとき、日本でもようやく使用可能になった**世界基準の薬を使いこなすことがポイント**となるでしょう。

質の高い治療では、**便秘にともなう腹痛や膨満感といった不快症状をとりのぞくことも重要になります。このような症状によく効くのが漢方薬**です。西洋医学と漢方医学との両方がおこなえるのは、日本の医療に独特のものです。この特性を上手に生かすことができれば、新薬とともに便秘治療の質を飛躍的に高められるでしょう。

というわけで、この最終章では、質の高い治療が可能な新薬と漢方薬をメインにみていきます。でも、その前に、安心して使えて、人によっては高い効果も得られる整腸剤や浣腸などについてお話ししておきましょう。

安心して使える「市販品」をまずは試してみよう

50代以降、激減する「ビフィズス菌」を外から補う

テレビのコマーシャルなどでもビフィズス菌製剤をよく目にされることでしょう。新ビオフェルミンS錠とかザ・ガードコーワ整腸錠といった商品名で売られているのが、ビフィズス菌製剤です。

自然の便秘薬、胆汁酸を食物繊維から解き放つのも、セロトニンを適量に保つために調整しているのも、ビフィズス菌などの善玉菌の働きでした。つまり、**ビフィズス菌は快便をもたらす立役者**であり、その数が多ければ多いほど、便秘にかかりづらくなるといえるでしょう。

ところが、その**ビフィズス菌も50歳をすぎるころから急速に数を減らしていき、**そ

れにともない、便秘の人の数も増えていくことがわかっています。そして、その不足しがちな善玉菌、ビフィズス菌を補充する作用があるのが、ビフィズス菌製剤です。

健康のために足りないものを外から補充することは、理にかなっていて、とくにビフィズス菌が減少してくる50代以降、とりわけ、薬を飲まなくてもなんとか出ているような軽症の高齢者の方たちには、試してみる価値があるでしょう。

実際、高齢の患者さんにビフィズス菌製剤1日6錠分をお出しすると、つぎの診療で、「また、このあいだの薬だけはぜひ処方してください」とおっしゃる方がとても多いのです。下痢になることなく、少しずつ便が出やすくなっていく点が、軽症の便秘の多くの患者さんの心を引きつけているのだと思います。

●軽症の人におすすめは腸内細菌のエサになる「オリゴ糖」

軽い便秘の人、とくに便秘薬を飲まなくてもなんとか出ている人には、オリゴ糖もよいでしょう。単糖が3つ以上連なったものがオリゴ糖で、オリゴ糖はいま話題のプレバイオティクスです。

プレバイオティクスとは1995年にイギリスの微生物学者、ギブソン博士によって提唱された用語で、簡単にいうと、「腸内細菌のエサ」のことです。**腸内細菌のエサとなることで、善玉菌を増やして、腸内環境のバランスを改善する成分をプレバイオティクス**といいます。オリゴ糖も、そして食物繊維もともにプレバイオティクスとしてみとめられています。

オリゴ糖をとると、おつうじがよくなる人も少なくありません。が、そのいっぽうで、オリゴ糖は腸内細菌のエサになることで発酵されるために、おなかが張るという人もいます。このようにオリゴ糖にも一長一短があるため、合う人がいるいっぽうで、合わない人がいるのもたしかです。

それでも、合わなければやめればいいわけですし、プレバイオティクスであるオリゴ糖を一度、試してみるのもよいでしょう。

整腸剤や乳酸菌製剤、牛乳やヨーグルトなども同様に、人によっては少し多めにとることで、便秘がかなり改善される場合もあります。

とにかく、便秘に効く、効かない、は人それぞれです。何が効くかは自分で実際に試してみることが大切です。

●「浣腸」は正しく使えば、安全かつ効果的

「浣腸《かんちょう》」と聞いて、ピンクのイチジク浣腸が目に浮かぶ方は、おそらく60歳以上でしょう。それよりも若い世代では、浣腸を使ったこともなければ、みたことも、聞いたこともない方が大半でしょうし、たとえ知っていても若い世代の方には、これを使うのに抵抗感があるかもしれません。

けれど、浣腸には副作用もさほどありませんし、正しく使えば摘便をするよりもよほど安全です。また、センナのような習慣性や依存性、薬剤耐性もなく、その点でも安心して使えます。

便が何日も出なくて、苦しくてならないときなどには、浣腸をしてスッキリするのも方法です。アマゾンなどでも販売されていますので、薬局で買うのが恥ずかしい人

は通販を利用することもできます。

浣腸とは、無色透明の糖蜜状の液体、グリセリンをお尻の穴から注入するというもの。グリセリンが直腸にはいると、その刺激によって大蠕動が起き、さらに、腸壁から水分が出てきて便をやわらかくするのです。浣腸をしてから3〜10分ほどでおつうじがあるでしょう。

お尻にいきなりノズルを差し込むようなことをすると、肛門を傷つけかねません。ノズルにオリーブオイルやゼリーをつけるか、最低でも水でぬらしてから、肛門へゆっくり、そっと入れていきましょう。また、直腸へ到達するまでには多少とも時間がかかります。能書きに書かれている時間を守り、少し時間をおいてからトイレへいくことです。

世界基準の薬で、便秘を確実に改善できる！

世界基準の4つの便秘薬の効果とは？

古典的な便秘薬、酸化マグネシウムとセンナ以外にも、ようやく選択肢ができました。ここでは日本でも発売されている世界基準を満たしている4つの便秘薬について解説しましょう。

日本で32年ぶりに販売されたのがルビプロストン（商品名アミティーザカプセル）で、その5年後にはリナクロチド（商品名リンゼス）という新薬も発売になりました。この2つは作用が似ています。

私たちが下痢をするのは、体から分泌された水分が便に混じってやわらかくなるからではありません。小腸から大腸へ送りこまれた内容物は、もともとタップタプの液状で、その水分を大腸が十分に吸収できないまま排泄された状態が、下痢なのです。

そこで、**小腸の末端で少しだけ水分のバランスを変えて、ふつうよりも水分が多めの状態にして大腸へ送りこむことで、やわらかな便が出るようにする**のが、アミティーザカプセルとリンゼスの作用です。ともに、これまでの治療では満足のできなかった方に効果が期待できます。

なお、リンゼスは便秘にともなう腹痛にも効きます。

酸化マグネシウムも便をやわらかくする薬ですが、この新しい2つの薬には酸化マグネシウムのような、高マグネシウム血症の副作用の危険はありませんし、また、センナのような習慣性・依存性・薬剤耐性もありません。しかも、便秘の程度に関係なく軽症から重症の方まで幅広く効きますし、その意味でも非常にいい薬です。

エロビキシバット、商品名グーフィスは2018年4月に発売になったばかりの新薬です。アミティーザカプセルとリンゼスが便をやわらかくして、多かれ少なかれ下痢を誘発することで、便秘薬の作用を発揮するのに対して、グーフィスは胆汁酸トランスポーター阻害剤といわれるものです。

すでに何度も述べたように、胆汁に含まれる胆汁酸は小腸でその95パーセントが吸収されてしまいますが、残りの5パーセントは大腸まで届き、それが自然の便秘薬として大腸を動かし、粘液の分泌を促す働きをします。

便秘の方は、大腸に届くこの胆汁酸の量が不足しています。グーフィスは小腸で胆汁酸が吸収されるのをごく一部、妨げることで、その不足分を補うように働くのです。

もともと体にそなわっている自然の便秘薬の不足を補うだけですから、体にとって不自然なことを無理に強いるような薬とは異なり、本来の体の機能に即した、自然な形での排便を促すことになります。

そのため、下痢便になることは少なく、ほかの薬よりも形のある便が出やすく、「ブリストルのタイプ4の便が出るようになる」という人も多いのです。患者さんの満足度がとても高いのが、大きな特徴です。

服用の量をうまく調整すれば、軽症から中程度くらいまでの方に非常に満足のいく結果も期待できるでしょう。一生懸命に食物繊維をとるといったことをしなくても、グーフィスを飲むだけで、ブリストル4の便が毎朝、短時間のうちに、するりと完全に出て、そして、1日を気持ちよくすごすことができるのです。

酸化マグネシウムやセンナに頼っている人は、ぜひ一度、これらの薬を試してみられるとよいでしょう。ただし、すでにセンナの依存症となっている人では、急にすべてやめると、便がまったく出なくなるおそれがあります。医師の指導のもと、段階的に量を減らすなどの方法も必要でしょう。

また、これらの薬はインターネットなどで手に入れることも、あるいはできるかもしれませんが、正しく、安全に使いこなすためには、かならず医師の指導のもとで服用することが重要です。

安全性、効果、副作用の有無は臨床試験によって証明ずみ

この3つの新薬にかんしては、100人以上の便秘患者の方たちを対象にした臨床

試験がおこなわれている点で、酸化マグネシウムやセンナとは決定的な違いがあるといえるでしょう。たとえば、グーフィスの臨床試験の結果をみてみましょう。

３４０人の便秘患者を対象に、約1年間、52週間、臨床試験が続けられました。その結果、**投薬を始めて2週間後には、1週間の排便回数が平均で6・40回と、ほとんど毎日排便があるまでに改善**されました。

便の硬さについても、投与前のブリストル・スケールの平均値が２・05だったのに対して、投与後わずか1週間で平均が３・88と、理想的な4に近い形状となり、この数字は臨床試験の終わる52週間後まで保たれていたのです。

投薬前の聞きとりでは、排便に「不満」と「やや不満」と答えた人を合わせると92・6パーセントにもおよび、「やや満足」と「満足」は合計7・4パーセントにすぎませんでした。ところが、1年間52週グーフィスを投薬した結果、不満と満足が逆転して、「満足」と「やや満足」が87・2パーセントと飛躍的に伸び、「不満」と「やや不満」は12・8パーセントと大幅に減っていたのです。

この臨床試験では、２割の人たちに腹痛が起きることが判明しました。グーフィス

便秘薬「グーフィス」の満足度は?

慢性便秘患者340人に、1日1回グーフィス錠を52週間服用してもらい、その満足度を計測

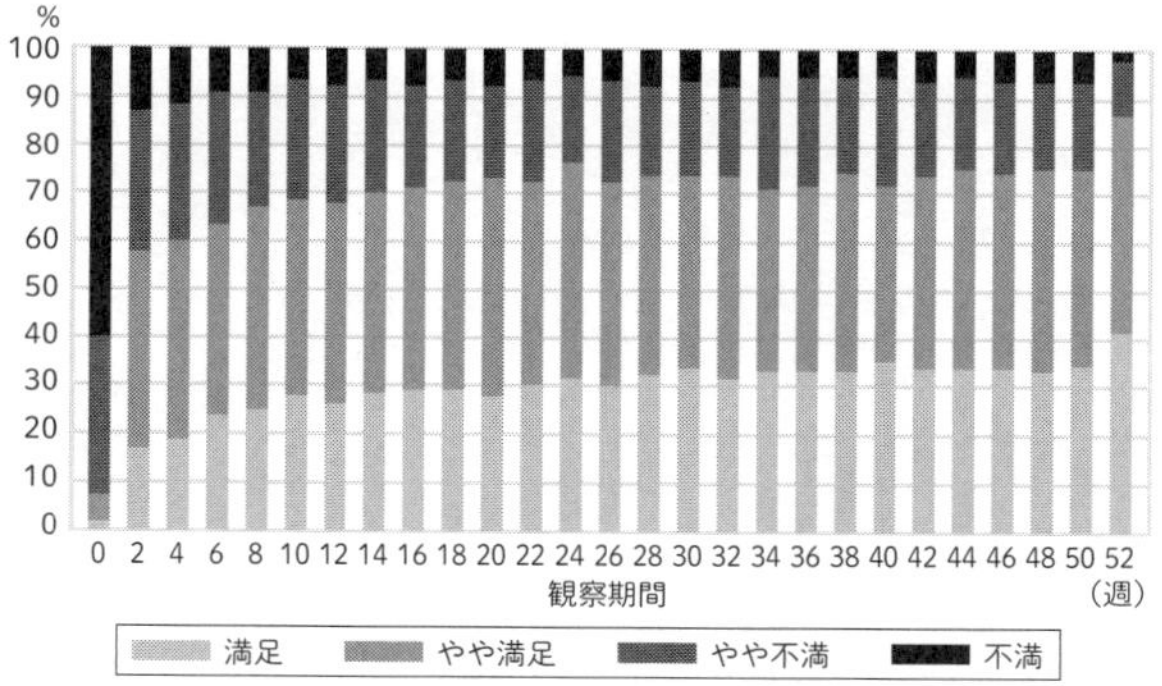

※Nakajima A et al, Lancet Gastroenterol Hepatol. 2018 Aug;3(8):537-547. より

が胆汁酸を増やすために、腸の動きが活発になっておなかが痛くなると考えられます。腹痛という副作用について明らかになったことは、重要です。医師は患者さんにグーフィスをすすめるときに、つぎのような説明ができるからです。

「臨床試験では、飲みはじめて1ヵ月くらいは、2割ほどの方々に腹痛が起こりました。動きの悪い腸を動かすのですから、どうしても、おなかが痛くなったりするのですね。でも、そのうちの約半数は飲む量を変えなくても回復しましたし、約4割の方は薬の量を減らすことで腹痛は消えました」

こういった適切な情報を伝えられることで、患者さんも判断材料を手にでき、そしてみずからの治療法を主体的に選びとることができるのです。

新薬とは対照的に、酸化マグネシウムやセンナという昔から使われている古典的な薬にかんしては、何百人もの人たちを少なくとも1年間かけて観察するような臨床試験はおこなわれていません。そのため、便秘薬としてどのくらいの効果があるのか、どのような副作用があって、それはどの程度の割合で現れるのか……といったことは、じつははっきりとはわかっていないのです。

またセンナは、服用後、効き目が現れて便意が起きるまでの時間が8〜10時間。2時間の幅がありますので、たとえば、前の晩、11時に飲んだ場合、翌朝の7時に出るのか、8時に出るのか、9時に出るのか……わからないわけです。これでは、朝は怖くて電車にも乗っていられないかもしれません。

グーフィスなどの新薬では、服用後、効き目が現れて便意が起きるまでの時間は、約5時間ですから、その点でも安心です。

モルヒネ使用中にも服用可能な便秘薬ができた！

もうひとつ、日本発の便秘薬としてあげておきたいのが、２０１７年に新発売になったナルデメジン、商品名スインプロイクです。

ガンをはじめ、痛みをともなう病気では鎮痛剤として医療用麻薬が多く使われます。これらの鎮痛剤を総称して「オピオイド」といい、オピオイドには便秘という副作用があります。そして、**オピオイドの鎮痛効果を阻害することなく、おつうじを促す便秘薬**が、このスインプロイクなのです。

たとえば、ガン患者の方たちには、はげしい痛みをとるためにモルヒネが処方されることも多くなりました。ところが、**モルヒネを服用すると、かならずひどい便秘に**かかります。モルヒネは脳へ作用して痛みをとりますが、同時に腸へもいって、その動きを止めてしまうからです。

スインプロイクならモルヒネを服用中にも使えます。

モルヒネの受容体は脳と腸にあり、スインプロイクは腸にあるモルヒネの受容体をブロックすることで、モルヒネの作用を阻害して便秘を防ぎます。ところが、スインプロイクは有害物質を脳へ入れないための血液脳関門《かんもん》という「関所」をすりぬけられないので、脳にあるモルヒネの受容体は影響を受けません。このように、モルヒネの痛み止めとして効果は損なわれることなく、便秘を防ぐことができるのです。

ガンにかぎらず、関節炎や椎間板ヘルニア、糖尿病なども痛みをともないます。それらの慢性疼痛《とうつう》には弱オピオイドが使われることも少なくありません。

ちなみに、強オピオイドの代表的な薬がモルヒネで、それよりも効き目がおだやかな薬が弱オピオイドです。弱オピオイドを服用しても便秘になりますが、スインプロイクはモルヒネだけでなく、これらの便秘の改善にも同様に効果を発揮するのです。

慢性疼痛を抱えた人たちはこれまで、オピオイドによってその痛みをとるのと引きかえに、便秘に苦しめられました。ところが、スインプロイクの登場によって、痛みをとりながら、しかも、便秘にかからずにすむようになったのです。

ガンを含めた慢性疼痛の人たちのQOLを高めるうえで、スインプロイクはオピオイドとともにいまやなくてはならない薬といえるでしょう。

便秘の不快症状に効く6種類の漢方薬を使いこなす

膨満感や腹痛にも効くのが漢方の強み

日本でもようやく世界基準の便秘薬が開発され、また、海外でふつうに処方されているいくつかの便秘薬も使用が可能になりました。これだけでも、長年便秘で苦しんできた患者さんには大いなる朗報でしょうが、そのいっぽうで最近、**漢方の便秘薬の優秀さが再認識されつつある**のです。

私自身、患者さんから「漢方薬をお願いします」といわれて、はじめて処方するようになりました。正直いって効果はさほど期待していなかったのですが、患者さんの評判は上々で、とくに高齢者の方たちの満足度が高くて、「スッキリしました。非常に満足です」といった声が多いのです。

たしかに漢方の便秘薬はうまく使いこなせば、高い効果を発揮します。また、副作用や習慣性もきわめて低く、しかも、医者としてとても助かるのは、**ほとんどの西洋の便秘薬は便秘にともなう膨満感や腹痛を改善できませんが、漢方薬ならそれを改善し、解消することができる**のです。

このことは、ＱＯＬという観点からも漢方薬の大きな強みだと考えています。

漢方薬は持ち駒が豊富です。さまざまな種類がありますので、患者さんのニーズに合わせてきめこまかに使いわけることができます。それらの中でも、本書で紹介する**6種類を使いこなせれば、高い満足度の得られる治療が十分に可能**だと思います。

たとえば、48歳のある女性患者の方が使ったのは、その中のひとつ、防風通聖散《ぼうふうつうしょうさん》でした。彼女は30歳のころから便秘に悩まされていて、医師からセンナを投与されたのですが、センナには習慣性・依存性・薬剤耐性がありますので、「センナをやめたい」といって、私のところを受診しました。話を聞くと、ごくごく軽症の便秘症でした。

そこで、センナはやめていただくことにして、防風通聖散を処方したのです。

最初の1週間は2〜3日に1回はセンナの助けを借りていましたが、1ヵ月後には

センナを使わなくても防風通聖散だけでなんとか出るようになり、3ヵ月後には熟したバナナの理想的な便になったのです。

センナを飲んで、水のような便の下痢をくりかえす日々から、3ヵ月間かけて卒業できたのです。

防風通聖散は便秘薬としての作用がさほど強くないため、効き目を実感するまでに時間もかかりますが、**じっくりと効いてやがて、硬さも形も理想的なブリストル4の便が出せるようになる**のです。これこそ漢方のすぐれた点でしょう。

6種の漢方薬にはそれぞれにすぐれた点がある

防風通聖散だけが優秀なのではありません。ほかの漢方薬もそれぞれに特徴があり、便秘の重症度や服用する方の年齢などによって使いわけることができます。ここからは、6種類の漢方便秘薬について、作用の弱い順から説明していきましょう。

①大建中湯（だいけんちゅうとう）

便秘薬の作用としては弱いのですが、下腹部などの重たい感じや張った感じ、そして腹痛などの便秘周辺症状に非常に重宝する薬です。とくに手術後の腸閉塞の危険性をとりのぞく効果には、高い科学的エビデンスがあります。

②防風通聖散（ぼうふうつうしょうさん）

熱烈なファンの多い薬です。便秘薬としての作用は弱く、ジワッと効いてきます。多くの場合、約2週間後から、ウサギの糞のようなコロコロの便が熟したバナナの理想形になるため、患者さんの満足度がとても高いのです。小太りの女性で、それほどひどい便秘ではないけれど、分割排便などで不快な思いをしている方などには、とくにおすすめです。やせ型の方にはなぜか効きづらいのです。防風通聖散はやせ薬としても使われることと関係しているのかもしれません。

③桂枝加芍薬大黄湯（けいしかしゃくやくだいおうとう）

膨満感や腹痛にとてもよく効きます。われわれ医者にとっては便秘周辺症状の治療の切り札的な薬といえるでしょう。とくに、女性に多い「ガスのたまっている感じ」に効果的。大黄がはいっていますので、軽症から中程度の便秘の解消にもなり、便秘薬としての実力も十分にそなえています。

④潤腸湯（じゅんちょうとう）

中等度の作用をもつ漢方薬で、軽症から中程度の便秘にはこの潤腸湯と、③の桂枝加芍薬大黄湯が適しています。便がやわらかくなり、腸の動きも適度に刺激して便秘の改善を促します。ジワーッと効いてきて、ブリストル４の理想形へと導きます。

⑤麻子仁丸（ましにんがん）

効果は比較的強い漢方薬ですが、甘草《かんぞう》がはいっていないので、電解質異常（血中のカリウムなどの量が異常な状態）の心配もなく、高齢者の方に処方することの多い便秘薬です。硬いウサギの糞のようなコロコロの便の方には非常に喜ばれます。

⑥大黄甘草湯（だいおうかんぞうとう）

便秘解消の効果を示すたしかなエビデンスがある漢方薬です。効果は比較的強く、患者さんの満足度の高い治療薬ですが、甘草がはいっているため高齢の方は注意が必要です。高齢者が甘草を服用すると、電解質異常が起きる可能性もあります。

以上の漢方薬は市販もされていますし、インターネットでも買えますが、それでもやはり病院へいって、医師の管理のもとで服用することをおすすめします。**漢方薬も健康保険がききますので、薬局で買うよりもはるかに安く手に入れられます。**

便秘の原因はじつに多彩で、大腸の動きが悪いものもあれば、直腸や恥骨直腸筋、肛門括約筋の機能に問題のあるものもあり、手術の影響から術後に起きる便秘もあるわけです。

新薬でも漢方薬でも、ときには、薬の反応をみながら、どの薬を、どのくらいの量で処方すればいいかを、根気よくみつけていくことも必要になります。

便秘外来のある病院や、また、漢方薬に詳しい病院などで、便秘治療に詳しい医師の診療を受けることがおすすめです。

最近ではインターネットで病院を探す人も多いでしょうが、インターネットの口コミ情報にも偽情報が載っている場合もあります。自由診療と称して、高額な治療費を請求するような詐欺まがいの病院もないわけではありません。

やはり、**いつもかかっている病院の医師に紹介してもらうのがいちばん安心で確実**でしょう。医師であれば、便秘治療が得意な病院などの情報ももっているはずです。

排便困難症にはバイオフィードバック法がある

排便時に恥骨直腸筋や肛門の括約筋がゆるまないために、いくら力んでも出ないし、センナで水のような便にしても1回にスプーン1杯ほどしか出ない……。

このような人でもよく運動をして骨盤底筋を鍛えたり、睡眠を十分にとってストレスを解消し、リラックスできるようになれば、恥骨直腸筋や肛門括約筋をゆるめられるようになって、スムーズな排便が可能になるケースも少なくありません。

けれど、このように日常生活を見直すだけでは治らない場合は、**バイオフィードバック法といわれる専門施設でのトレーニング**を受けることもできます。

便秘の原因が、恥骨直腸筋や肛門括約筋をゆるめられないことにあると診断がついてからはじめて、バイオフィードバック法を開始します。

便の形をした、センサー付きのチューブを肛門から入れます。そして、患者さんに「チューブを便だと思って、出してください」とお願いします。患者さんが腹圧をかけると、そのときの恥骨直腸筋や肛門括約筋の状態がチューブのセンサーをとおしてパソコンの画面上に数値で現れます。

患者さんに画面をみせながら、恥骨直腸筋や肛門括約筋が閉じたままであること、本来ならこれらをゆるめなければならないことを説明するのです。患者さんはこのことを頭で理解したうえで、今度は、やはり画面の数値をみながら、なんとか筋肉をゆ